Renate Sültz & Uwe H. Sültz

Schmerztagebuch

BoD - Books on Demand

Norderstedt 2016

Bibliografische Information durch die Deutsche Nationalbibliothek

Die Deutsche Nationalbibliothek verzeichnet diese Publikation in der Deutschen Nationalbibliografie; detaillierte bibliografische Daten sind im Internet über http://dnb.dnb.de abrufbar.

© 2016 Renate Sültz & Uwe H. Sültz

Herstellung und Verlag: BoD – Books on Demand, Norderstedt

ISBN 9-78374-1-29031-2

Ziel eines Schmerztagebuchs ist es, Schmerzen zu dokumentieren. Wann habe ich Schmerzen, wo habe ich Schmerzen, wie lange und wie stark sind die Schmerzen. So ermöglichen Sie Ihrem Arzt eine Schmerzübersicht und helfen bei einer Beurteilung, um evtl. eine Schmerzbehandlung einzuleiten. Weiterhin lassen sich wichtige Informationen notieren. Welche Medikamente werden eingenommen, wer ist mein Hausarzt. Tragen Sie ruhig auch allgemeine Informationen ein, etwas über Ihren Schlaf, den Stuhlgang und Ihr Wohlbefinden. Dieses Schmerztagebuch ist extra groß, bestimmt ohne Lesebrille auszufüllen und hat Platz für alle Informationen.

Eine gute Gesundheit wünschen

Renate Sültz & Uwe H. Sültz

Mein Schmerztagebuch

Mein Name:

Mein Hausarzt:

Meine Medikamente:

Wichtige Informationen:

Beispiel:

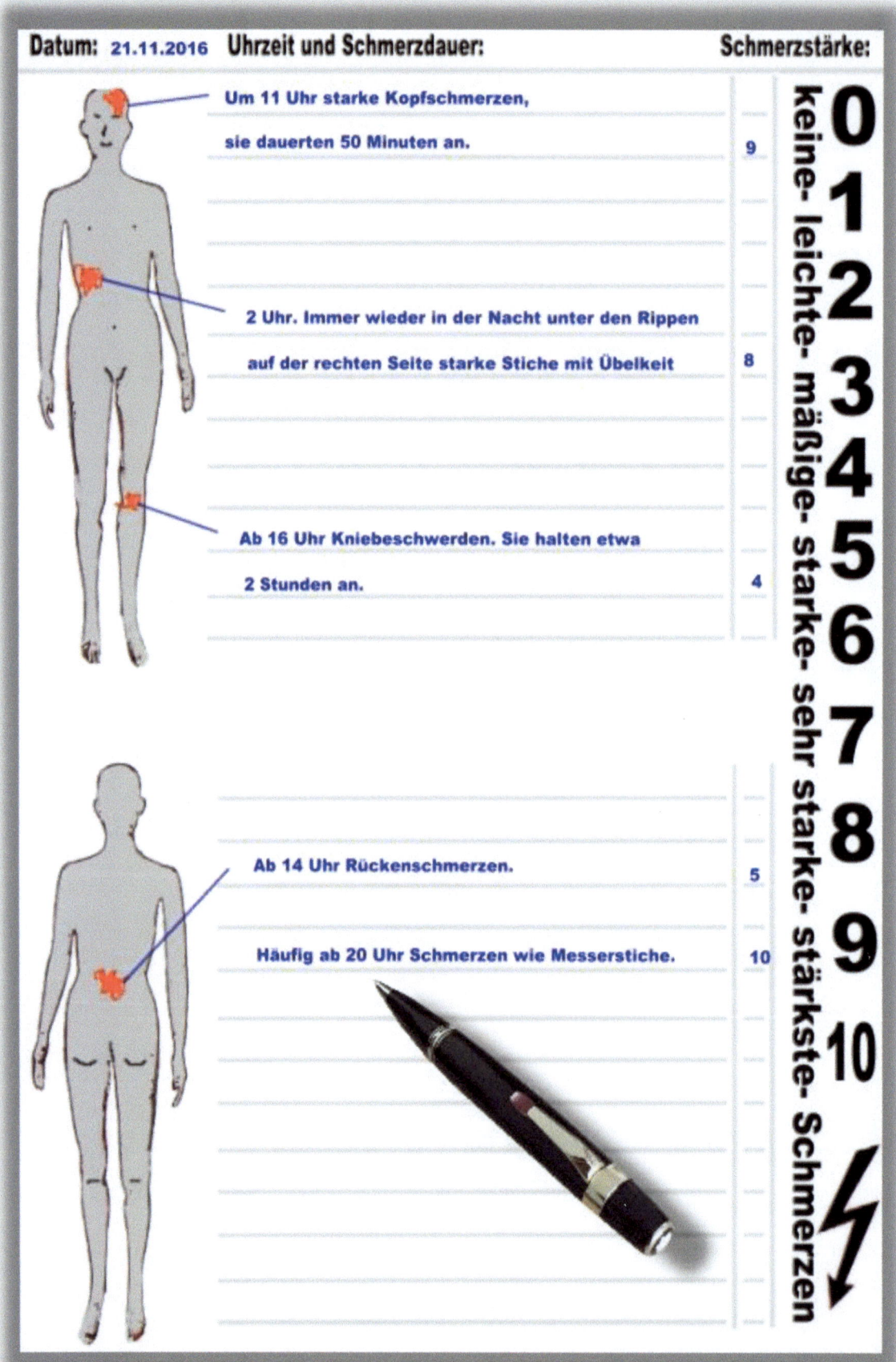

Datum: **Uhrzeit und Schmerzdauer:** **Schmerzstärke:**

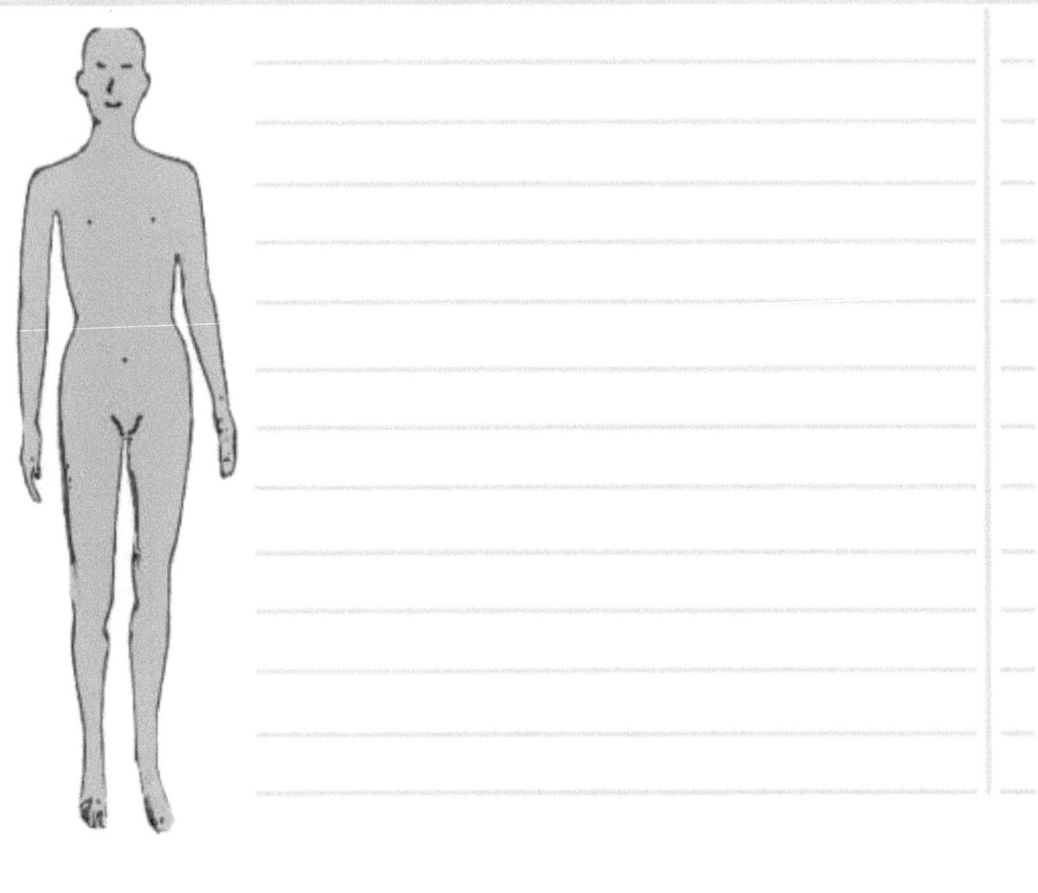

0 keine-
1 leichte-
2 mäßige-
3 starke-
4
5
6 sehr starke-
7
8 stärkste-
9
10 Schmerzen

Datum: **Uhrzeit und Schmerzdauer:** **Schmerzstärke:**

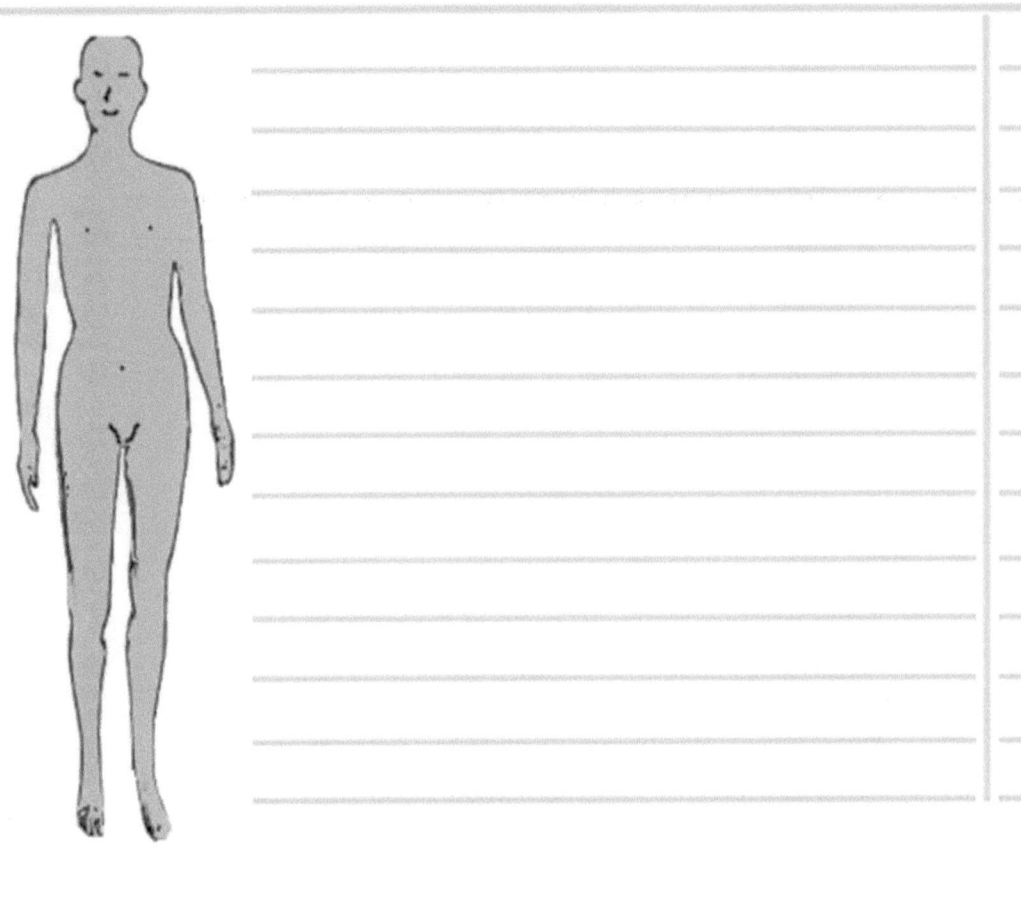

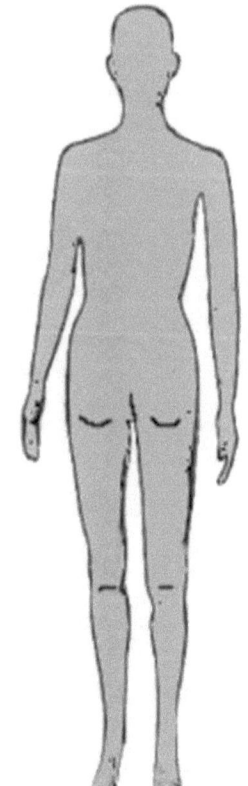

Datum: **Uhrzeit und Schmerzdauer:** **Schmerzstärke:**

0 keine-
1 leichte-
2 mäßige-
3
4 starke-
5
6 sehr starke-
7
8 stärkste-
9
10 Schmerzen

Datum: **Uhrzeit und Schmerzdauer:**   **Schmerzstärke:**

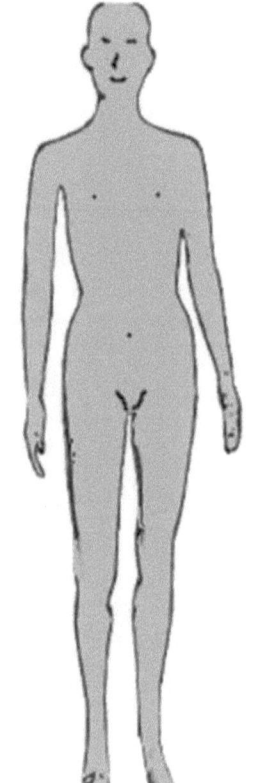

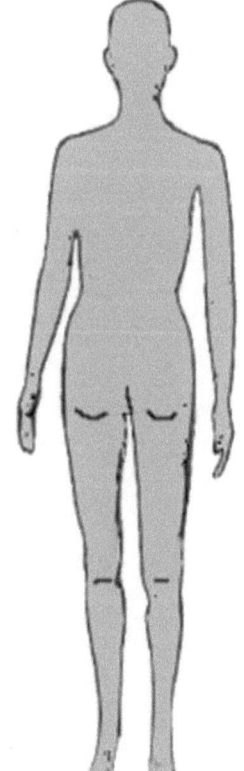

0 1 2 3 4 5 6 7 8 9 10

keine- leichte- mäßige- starke- sehr starke- stärkste- Schmerzen

Datum: **Uhrzeit und Schmerzdauer:**   **Schmerzstärke:**

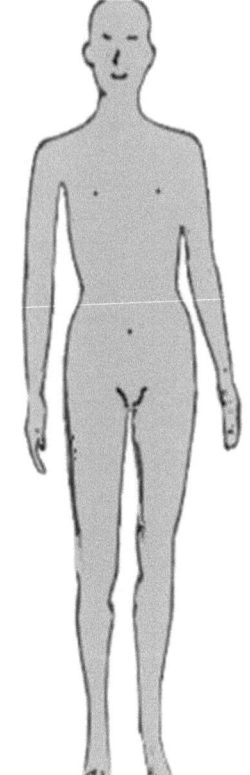

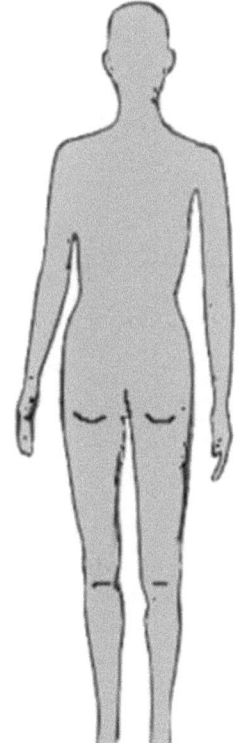

0 keine-
1 leichte-
2 mäßige-
3
4 starke-
5
6 sehr starke-
7
8 stärkste-
9
10 Schmerzen

Datum: **Uhrzeit und Schmerzdauer:** **Schmerzstärke:**

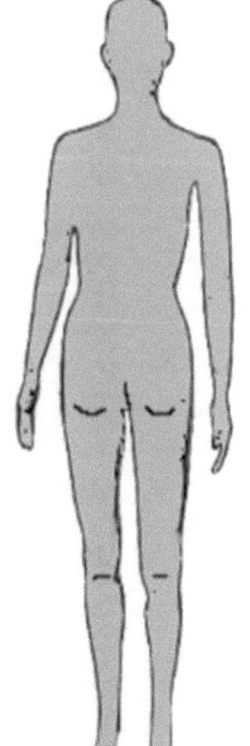

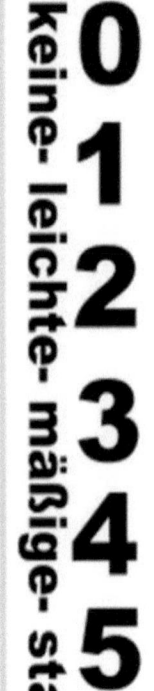

0 keine-
1 leichte-
2 mäßige-
3
4 starke-
5
6 sehr starke-
7
8 stärkste-
9
10 Schmerzen

Datum: **Uhrzeit und Schmerzdauer:** **Schmerzstärke:**

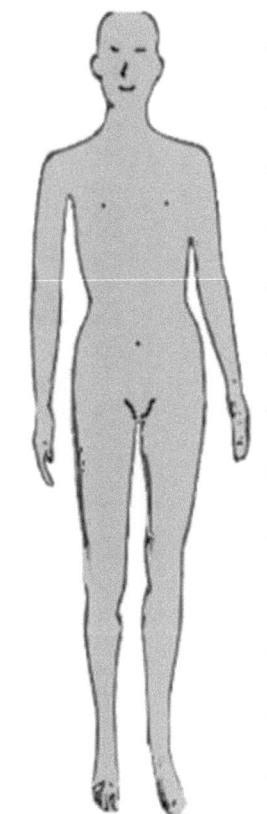

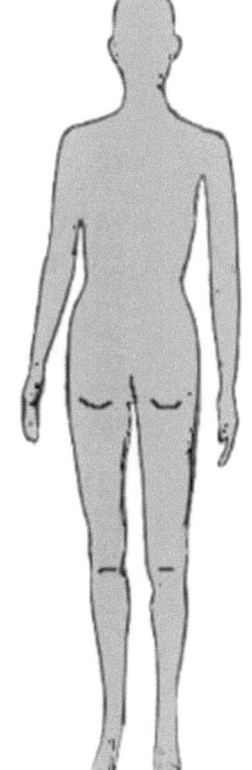

0 keine-
1 leichte-
2
3 mäßige-
4
5 starke-
6
7 sehr starke-
8
9 stärkste-
10 Schmerzen

Datum: **Uhrzeit und Schmerzdauer:** **Schmerzstärke:**

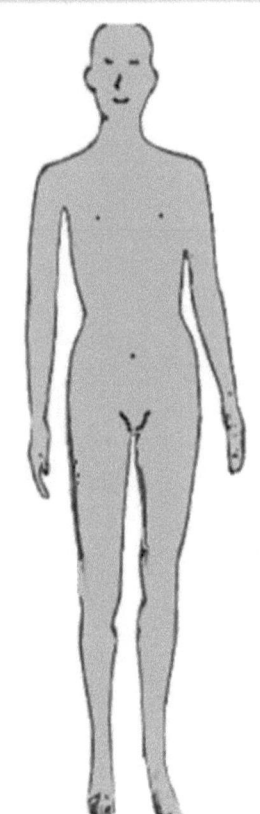

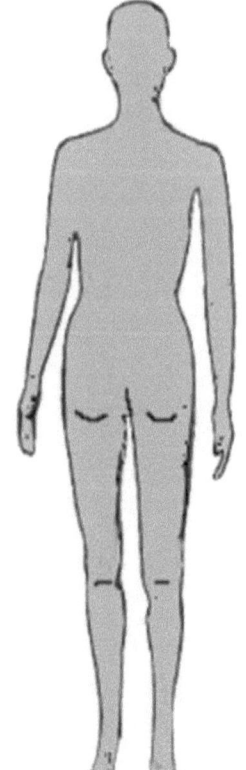

0 keine-
1 leichte-
2
3 mäßige-
4
5 starke-
6
7 sehr starke-
8
9 stärkste-
10 Schmerzen

Datum: **Uhrzeit und Schmerzdauer:** **Schmerzstärke:**

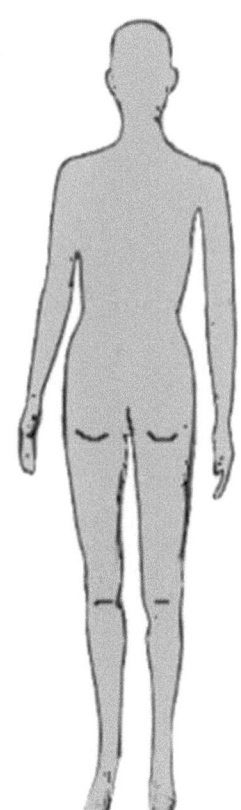
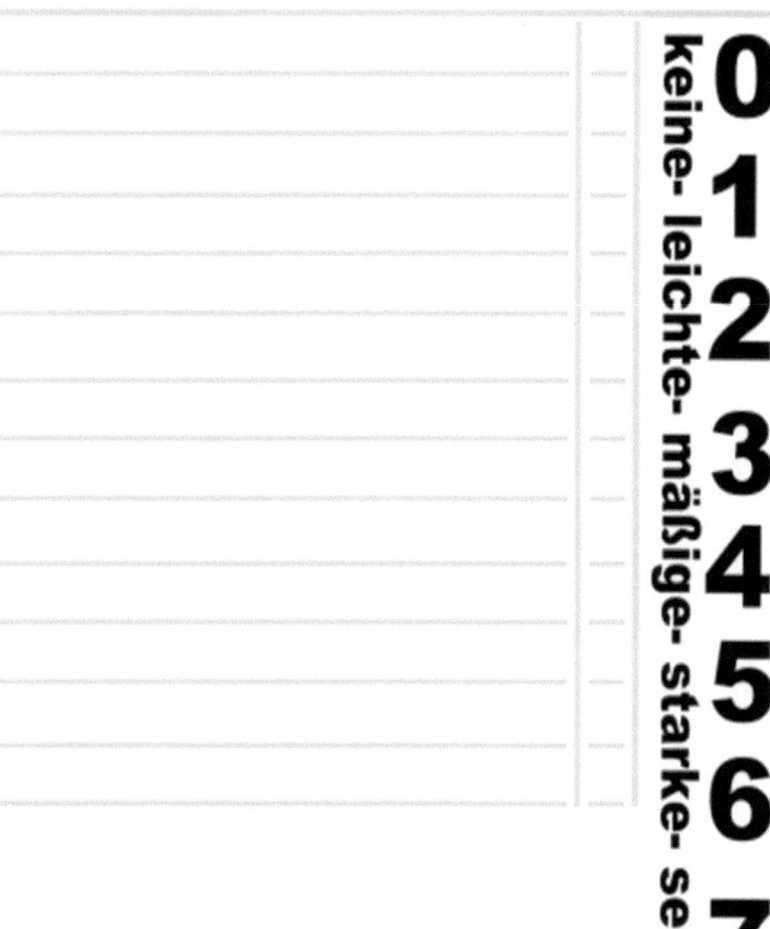

0 1 2 3 4 5 6 7 8 9 10

keine- leichte- mäßige- starke- sehr starke- stärkste- Schmerzen

| Datum: | Uhrzeit und Schmerzdauer: | Schmerzstärke: |

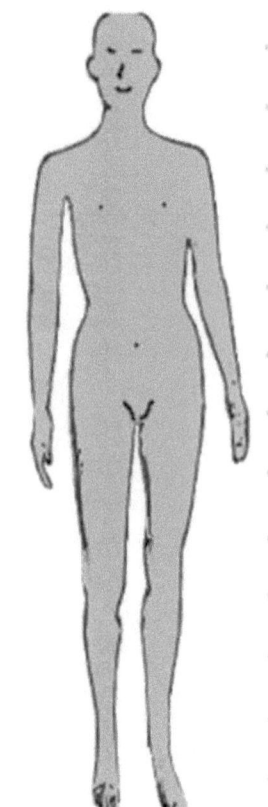

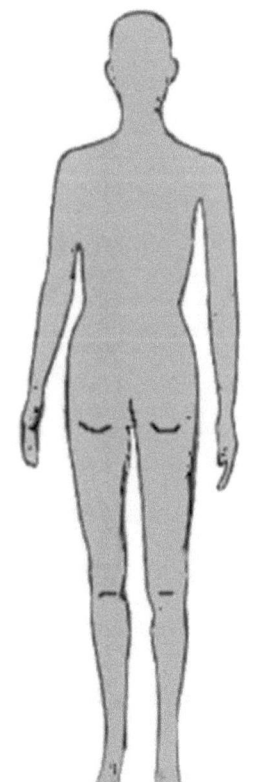

0 keine- **1** **2** leichte- **3** **4** mäßige- **5** starke- **6** **7** sehr starke- **8** **9** stärkste- **10** Schmerzen

Datum: **Uhrzeit und Schmerzdauer:** **Schmerzstärke:**

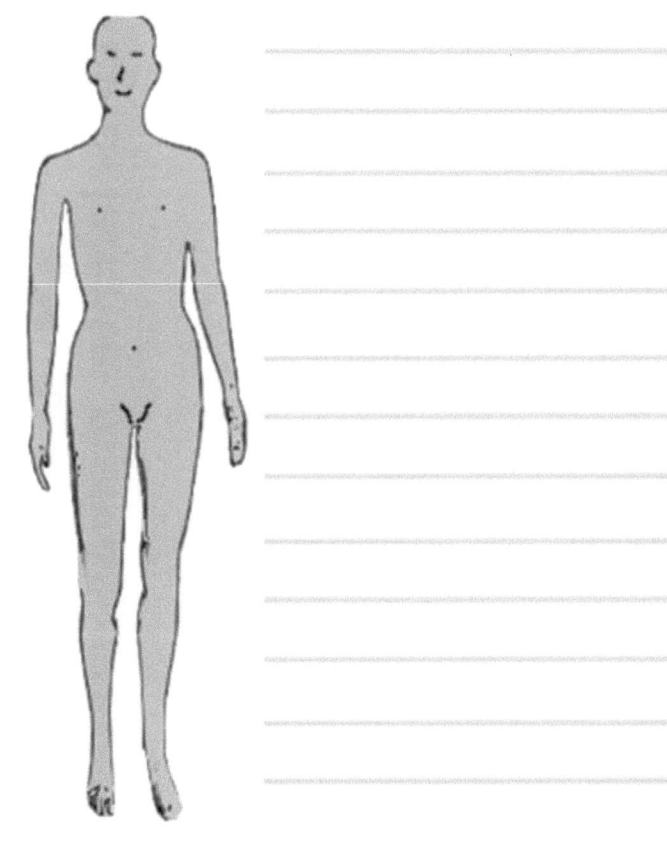

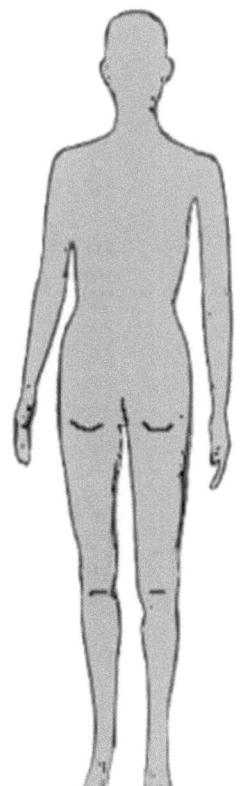

0 keine-
1 leichte-
2 mäßige-
3 starke-
4
5
6 sehr starke-
7
8 stärkste-
9
10 Schmerzen

Datum: **Uhrzeit und Schmerzdauer:** **Schmerzstärke:**

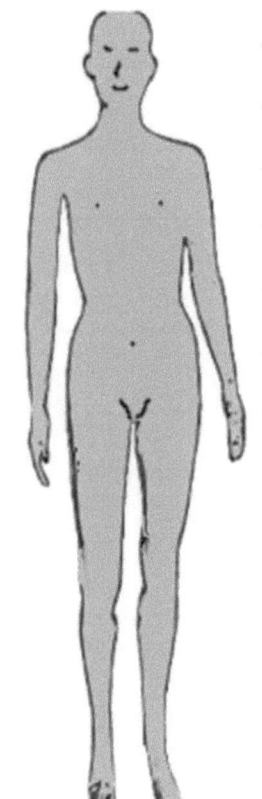

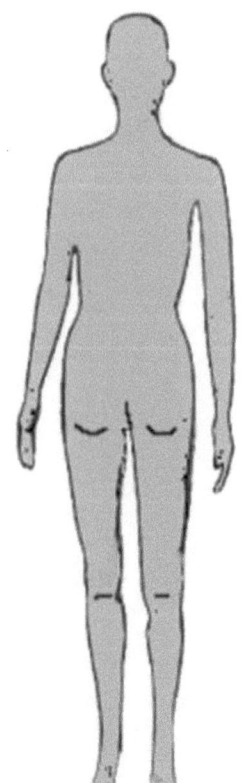

0 1 2 3 4 5 6 7 8 9 10

keine- leichte- mäßige- starke- sehr starke- stärkste- Schmerzen

Datum: **Uhrzeit und Schmerzdauer:**   **Schmerzstärke:**

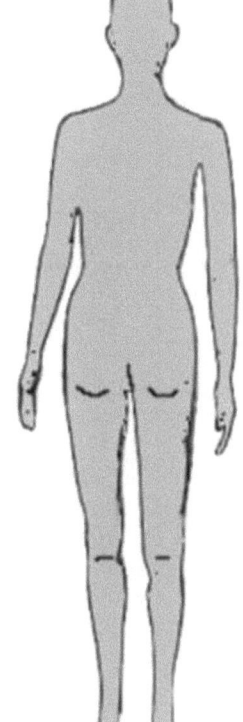

0 keine-
1 leichte-
2
3 mäßige-
4
5 starke-
6
7 sehr starke-
8
9 stärkste-
10 Schmerzen

Datum: **Uhrzeit und Schmerzdauer:**   **Schmerzstärke:**

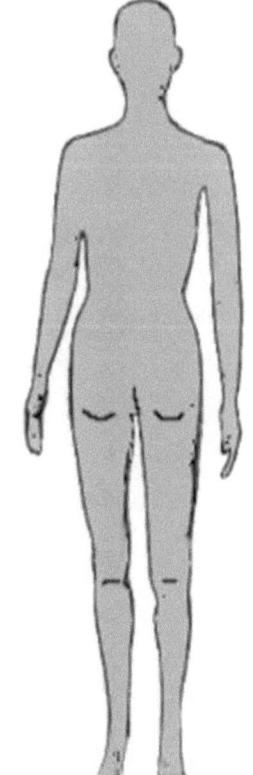

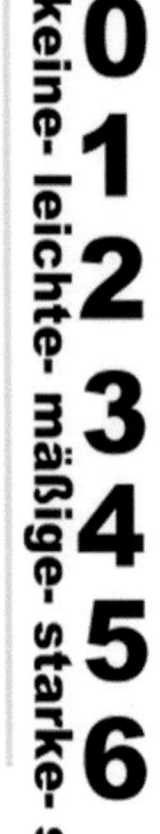

Datum: **Uhrzeit und Schmerzdauer:** **Schmerzstärke:**

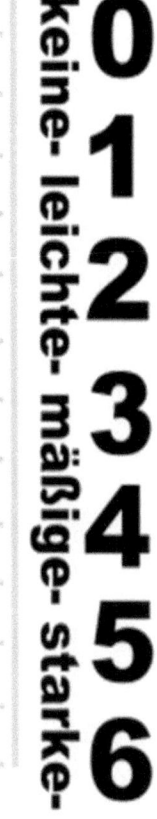
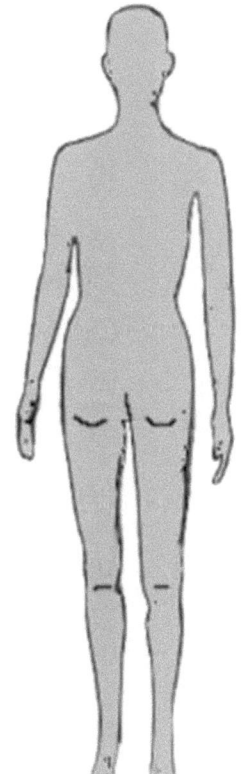

Datum:　　　　Uhrzeit und Schmerzdauer:　　　　　　　　　　　　　　　　Schmerzstärke:

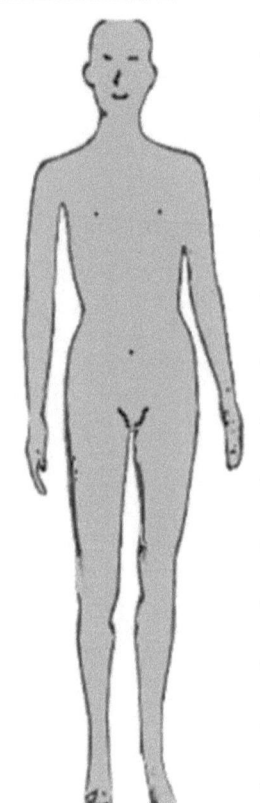

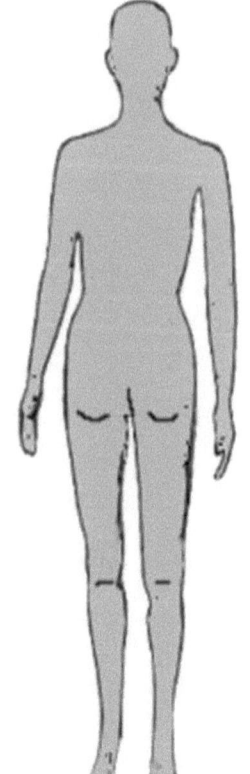

0 keine- **1** leichte- **2** mäßige- **3** **4** starke- **5** **6** sehr starke- **7** **8** stärkste- **9** **10** Schmerzen

Datum: **Uhrzeit und Schmerzdauer:**   **Schmerzstärke:**

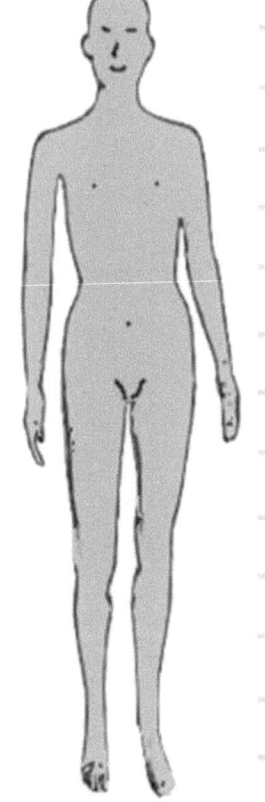

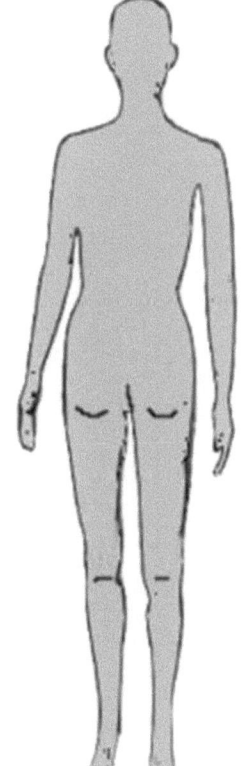

0 keine-
1 leichte-
2
3 mäßige-
4
5 starke-
6
7 sehr starke-
8
9 stärkste-
10 Schmerzen

Datum: **Uhrzeit und Schmerzdauer:**   **Schmerzstärke:**

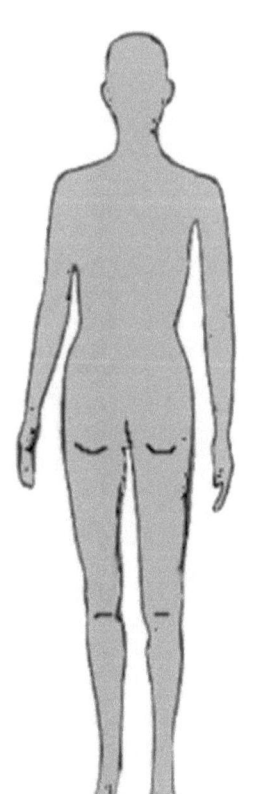

0 keine-
1
2 leichte-
3
4 mäßige-
5
6 starke-
7 sehr starke-
8
9 stärkste-
10 Schmerzen

Datum: **Uhrzeit und Schmerzdauer:** **Schmerzstärke:**

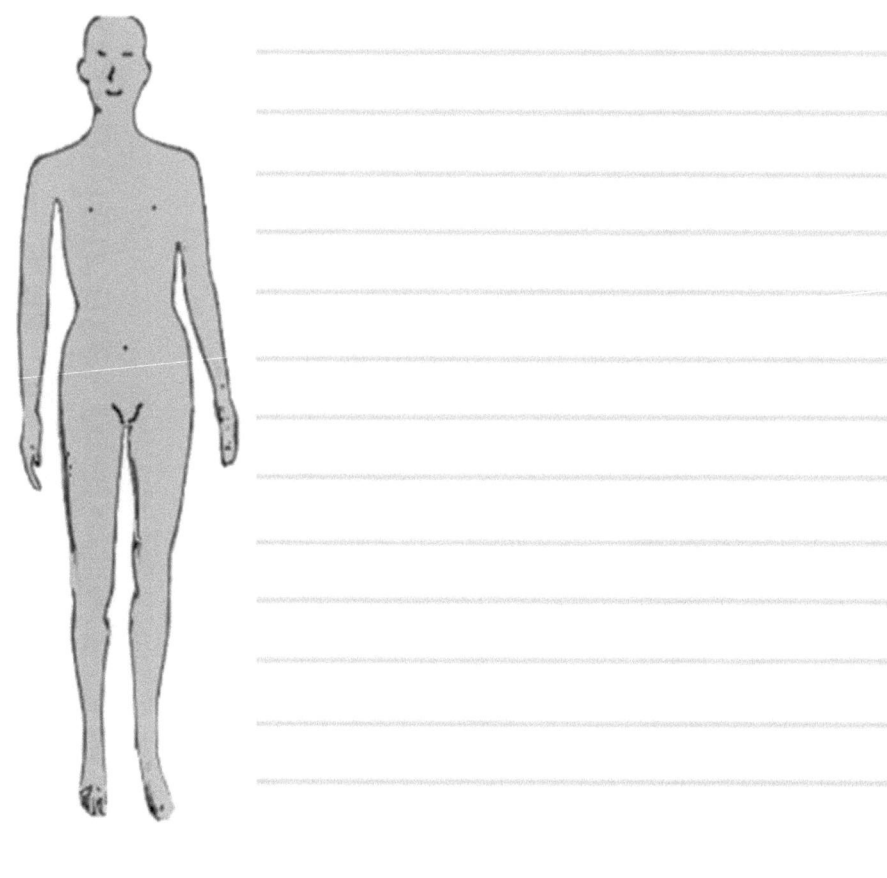
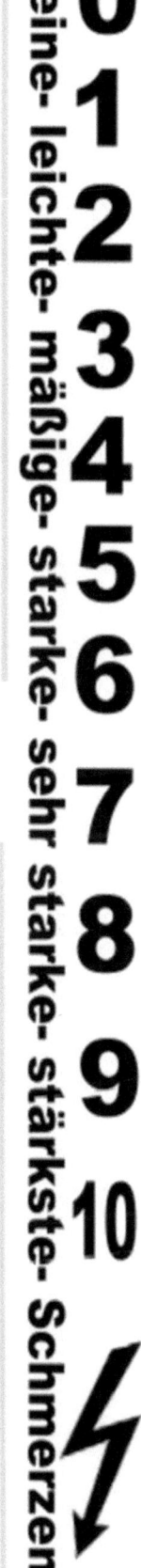
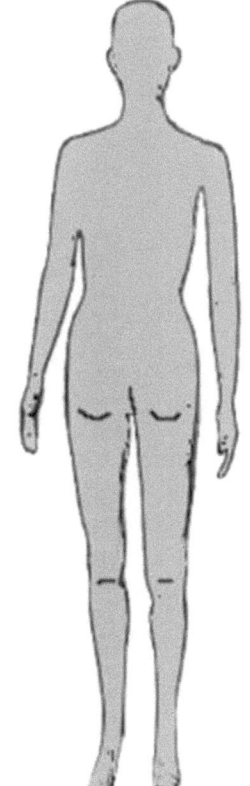

Datum: **Uhrzeit und Schmerzdauer:** **Schmerzstärke:**

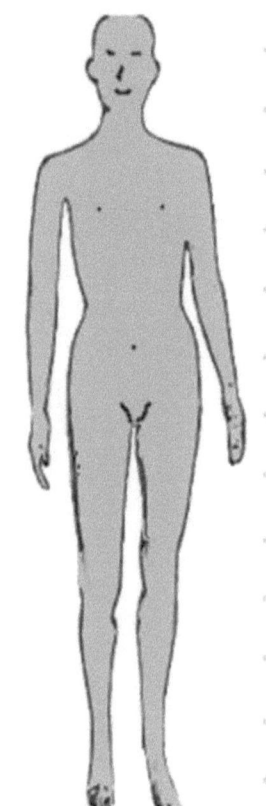

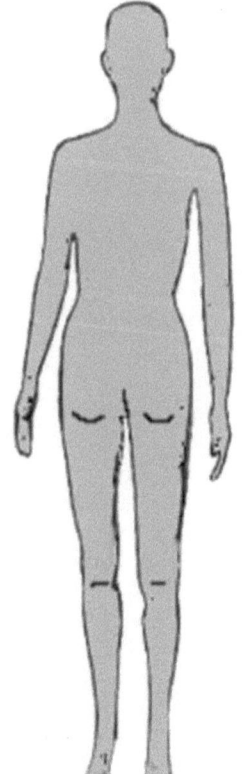

0 1 2 3 4 5 6 7 8 9 10

keine- leichte- mäßige- starke- sehr starke- stärkste- Schmerzen

Datum: | **Uhrzeit und Schmerzdauer:** | **Schmerzstärke:**

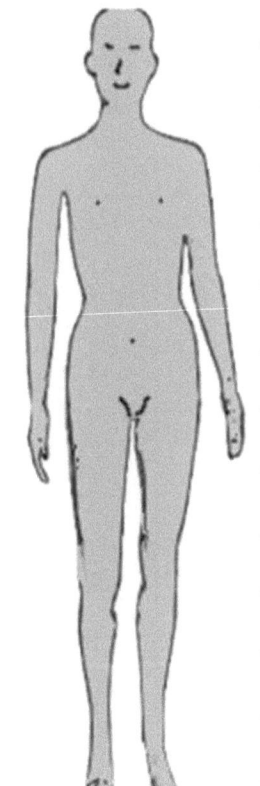

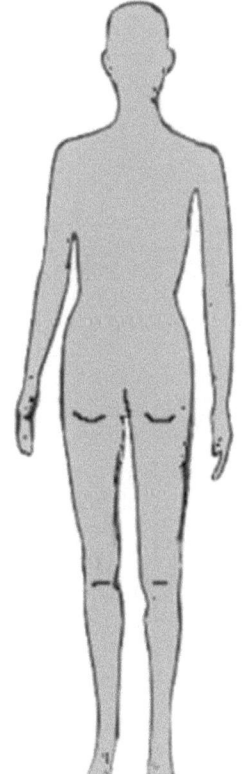

0 keine-
1 leichte-
2 mäßige-
3
4 starke-
5
6 sehr starke-
7
8 stärkste-
9
10 Schmerzen

Datum: **Uhrzeit und Schmerzdauer:** **Schmerzstärke:**

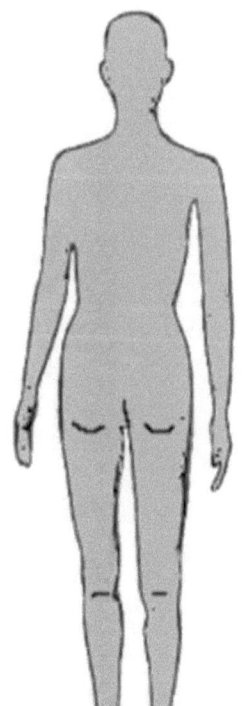

0 keine-
1
2 leichte-
3 mäßige-
4
5 starke-
6
7 sehr starke-
8 stärkste-
9
10 Schmerzen

Datum: **Uhrzeit und Schmerzdauer:** **Schmerzstärke:**

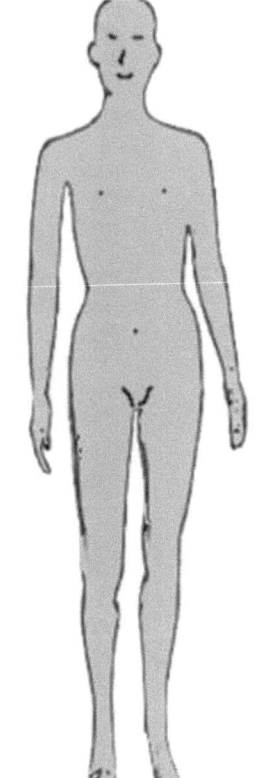

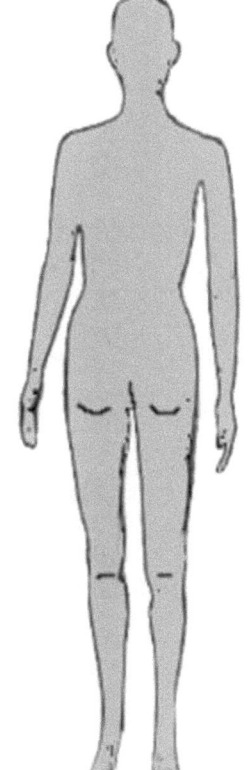

0 keine-
1 leichte-
2 mäßige-
3
4 starke-
5
6 sehr starke-
7
8 stärkste-
9
10 Schmerzen

| Datum: | Uhrzeit und Schmerzdauer: | Schmerzstärke: |

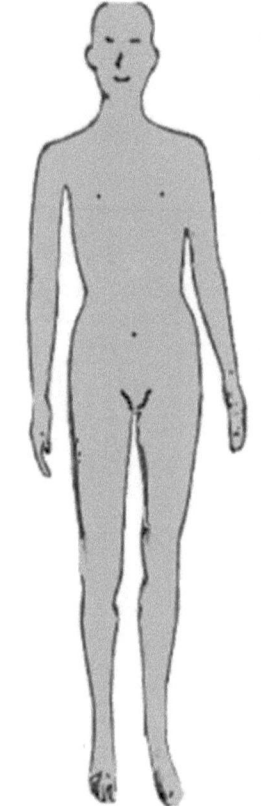

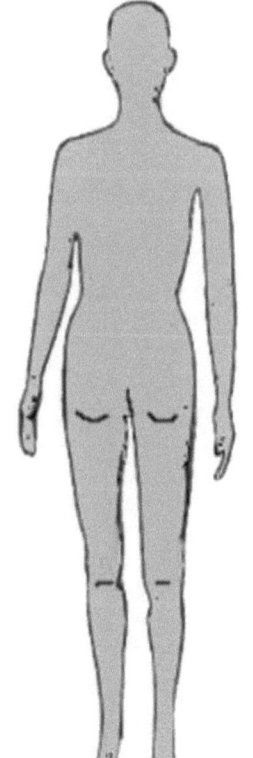

0 keine-
1 leichte-
2 mäßige-
3 starke-
4 sehr starke-
5 stärkste-
6 Schmerzen
7
8
9
10

Datum: **Uhrzeit und Schmerzdauer:**   **Schmerzstärke:**

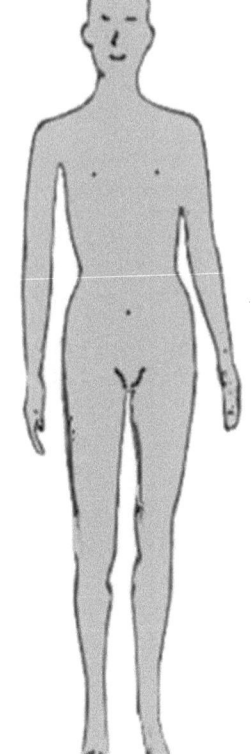

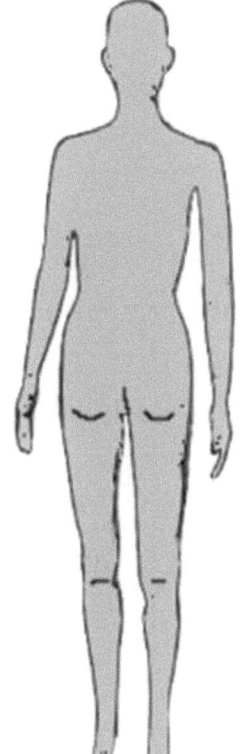

0 keine- **1 2** leichte- **3** mäßige- **4 5** starke- **6** sehr starke- **7 8** stärkste- **9 10** Schmerzen

Datum: **Uhrzeit und Schmerzdauer:** **Schmerzstärke:**

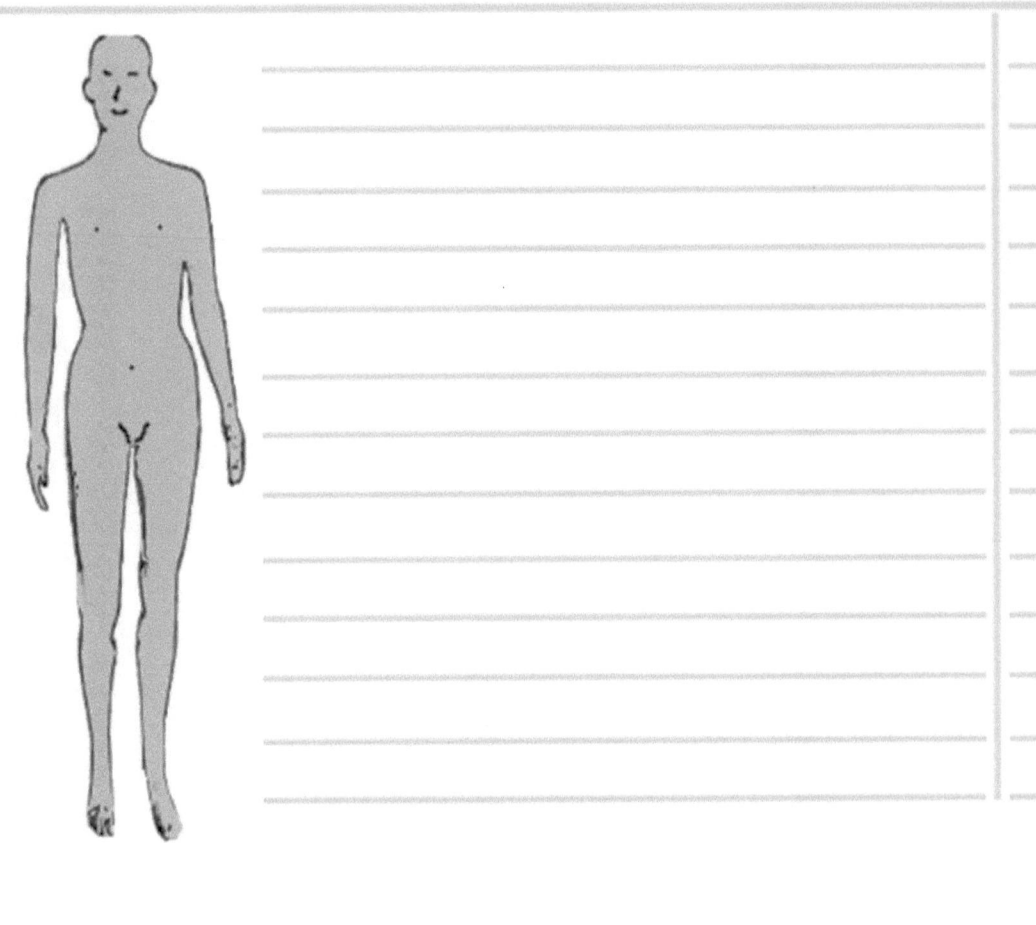

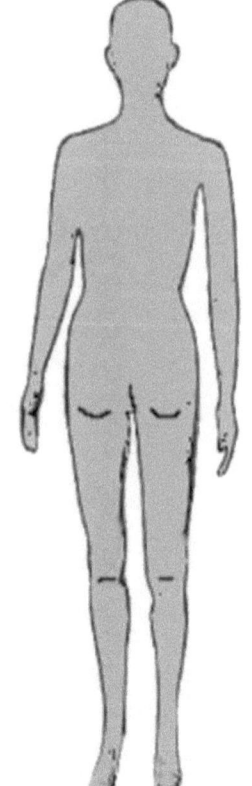

0 1 2 3 4 5 6 7 8 9 10
keine- leichte- mäßige- starke- sehr starke- stärkste- Schmerzen

Datum: **Uhrzeit und Schmerzdauer:**   **Schmerzstärke:**

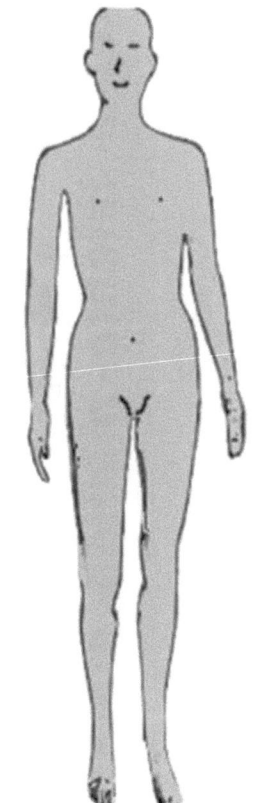

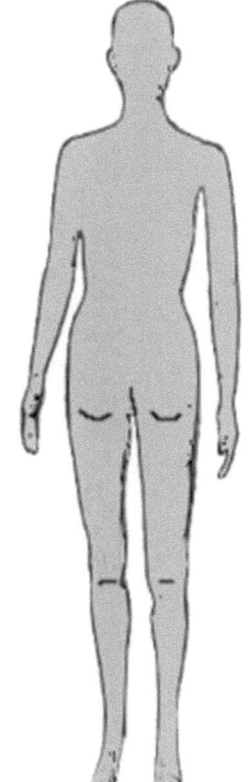

0 keine- **1** leichte- **2** **3** mäßige- **4** **5** starke- **6** **7** sehr starke- **8** **9** stärkste- **10** Schmerzen

Datum: **Uhrzeit und Schmerzdauer:** **Schmerzstärke:**

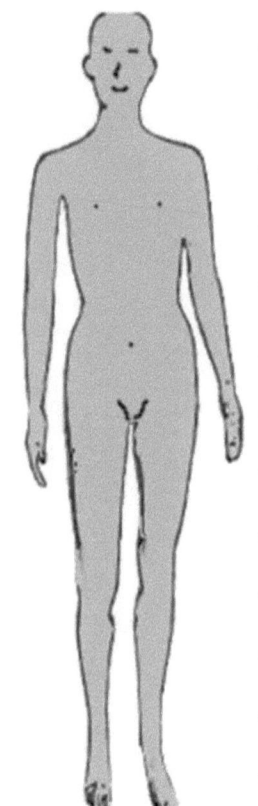

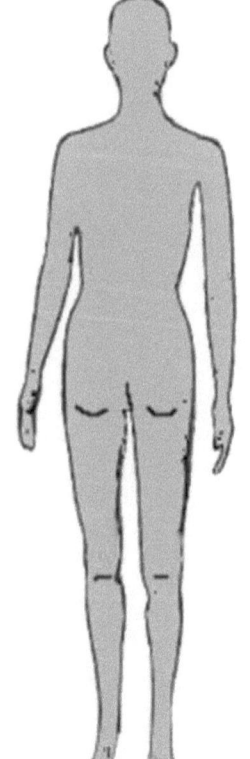

0 keine-
1 leichte-
2
3 mäßige-
4
5 starke-
6
7 sehr starke-
8
9 stärkste-
10 Schmerzen

Datum: **Uhrzeit und Schmerzdauer:**   **Schmerzstärke:**

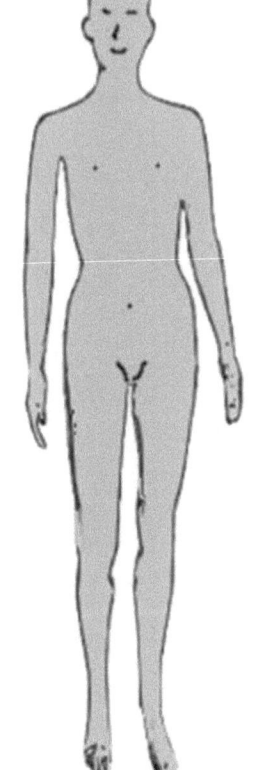

0 keine-
1 leichte-
2 mäßige-
3
4 starke-
5
6 sehr starke-
7
8 stärkste-
9
10 Schmerzen ⚡

Datum: **Uhrzeit und Schmerzdauer:** **Schmerzstärke:**

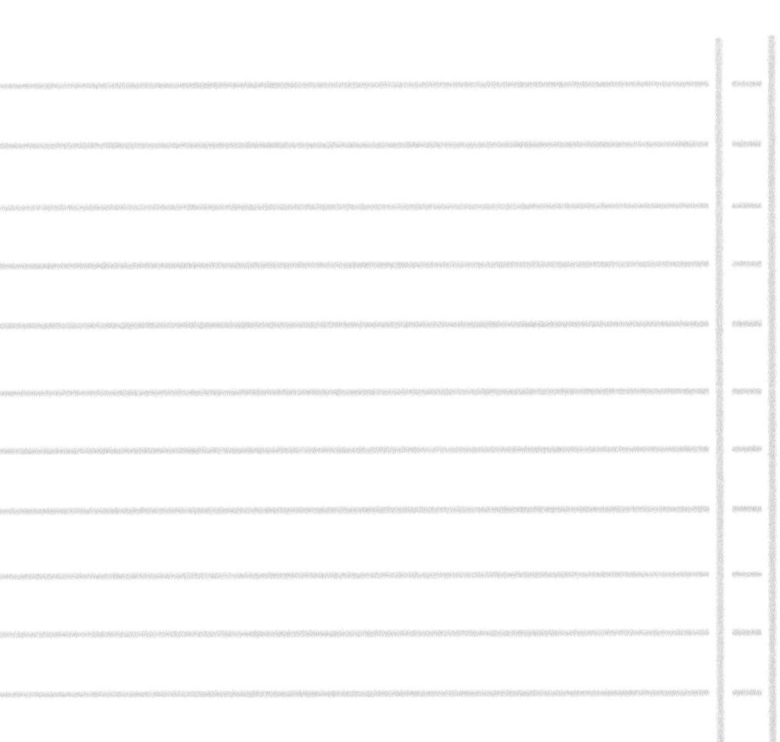
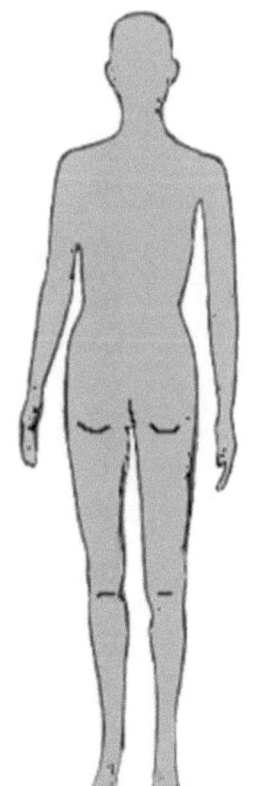
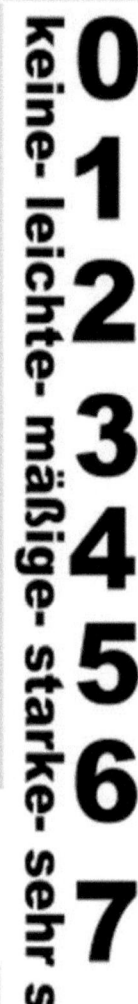

keine- leichte- mäßige- starke- sehr starke- stärkste- Schmerzen

0 1 2 3 4 5 6 7 8 9 10

Datum: **Uhrzeit und Schmerzdauer:**   **Schmerzstärke:**

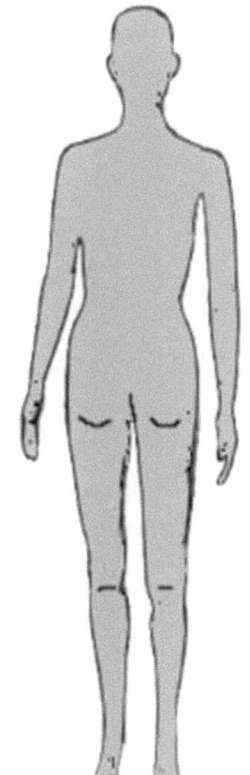

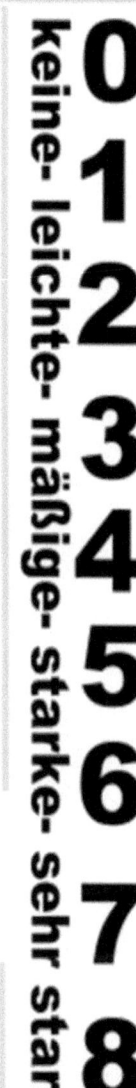

Datum: **Uhrzeit und Schmerzdauer:**   **Schmerzstärke:**

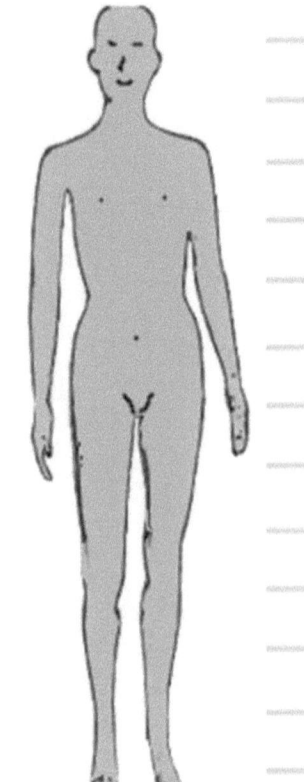
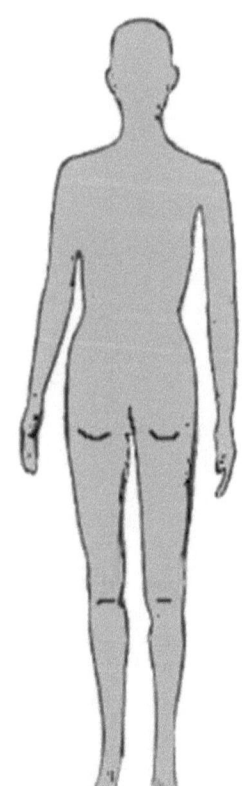
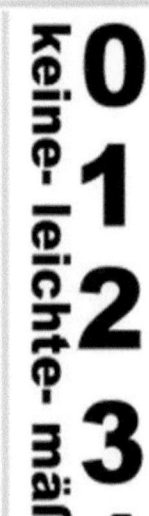

0 keine- 1 leichte- 2 mäßige- 3 4 starke- 5 sehr starke- 6 7 stärkste- 8 9 10 Schmerzen

Datum: **Uhrzeit und Schmerzdauer:**   **Schmerzstärke:**

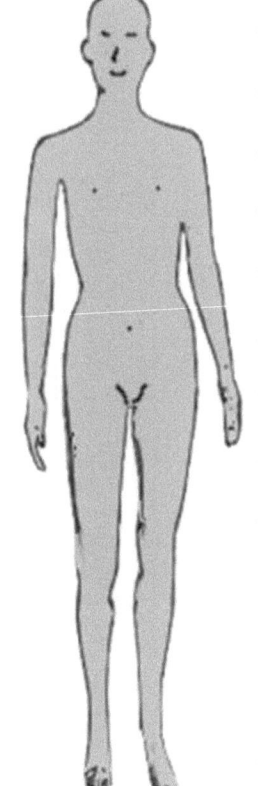

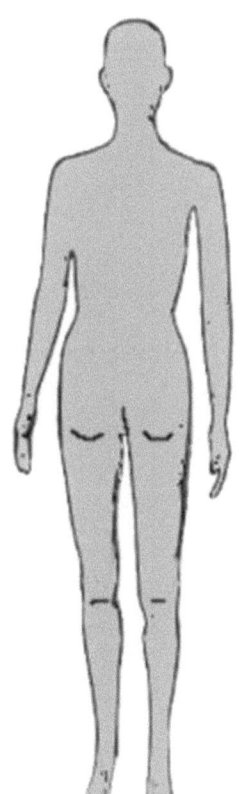

0 keine- **1** **2** leichte- **3** **4** mäßige- **5** starke- **6** **7** sehr starke- **8** **9** stärkste- **10** Schmerzen

Datum: **Uhrzeit und Schmerzdauer:** **Schmerzstärke:**

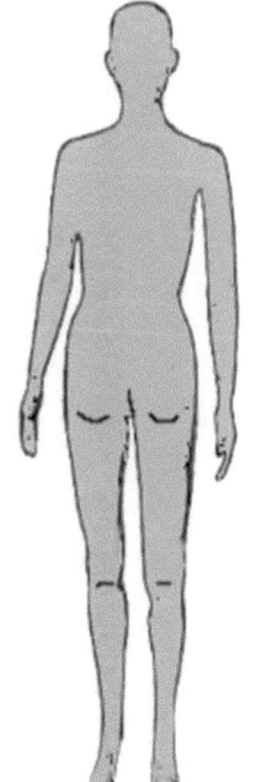

0 keine-
1 leichte-
2 mäßige-
3 starke-
4
5 sehr starke-
6
7
8 stärkste-
9
10 Schmerzen

Datum: **Uhrzeit und Schmerzdauer:**   **Schmerzstärke:**

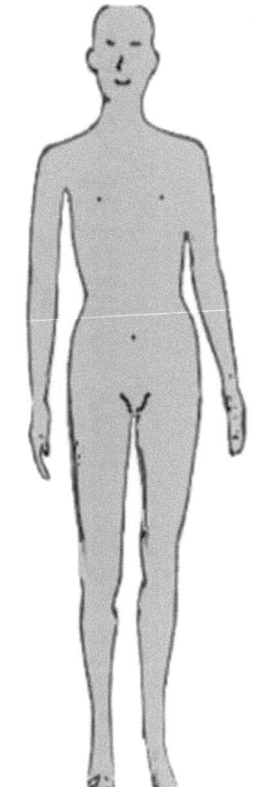

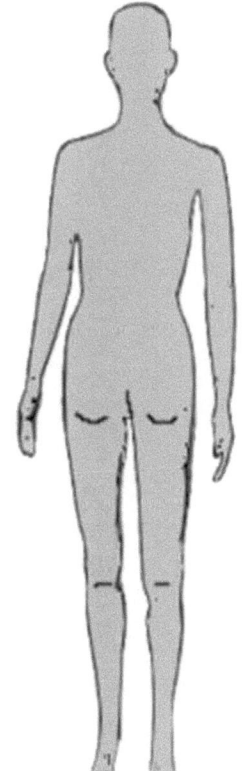

0 keine- **1** leichte- **2** mäßige- **3** **4** starke- **5** sehr starke- **6** **7** **8** stärkste- **9** **10** Schmerzen

Datum: **Uhrzeit und Schmerzdauer:**   **Schmerzstärke:**

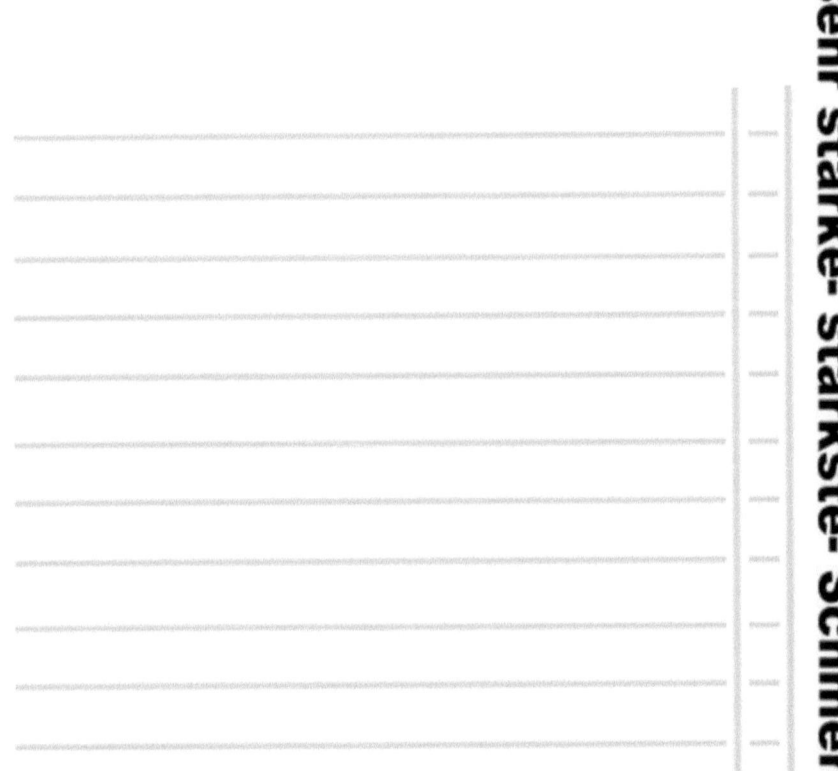

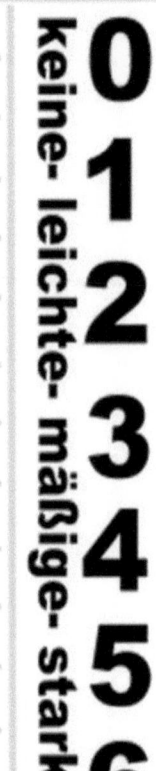

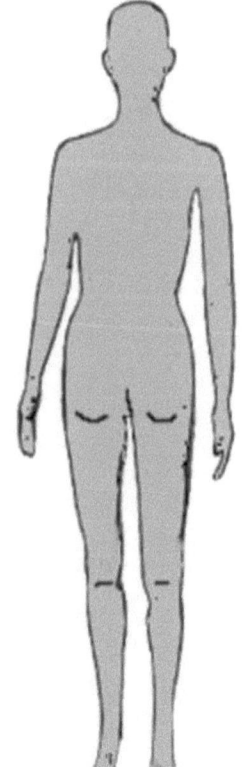

Datum:	Uhrzeit und Schmerzdauer:	Schmerzstärke:

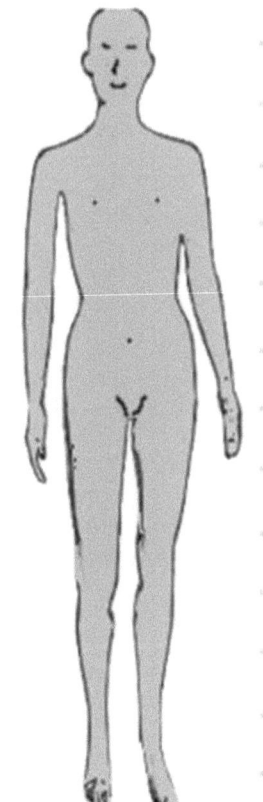

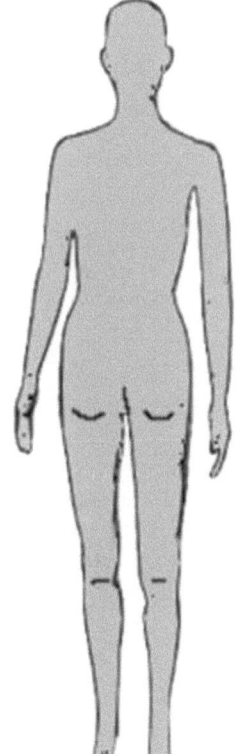

0 keine- **1** leichte- **2** **3** mäßige- **4** **5** starke- **6** sehr starke- **7** **8** stärkste- **9** **10** Schmerzen

Datum: **Uhrzeit und Schmerzdauer:** **Schmerzstärke:**

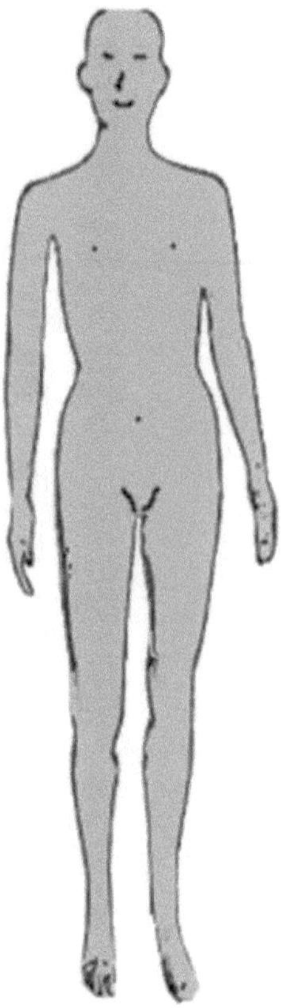

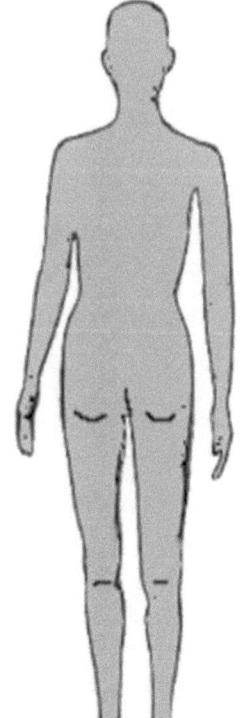

0 1 2 3 4 5 6 7 8 9 10

keine- leichte- mäßige- starke- sehr starke- stärkste- Schmerzen

Datum: **Uhrzeit und Schmerzdauer:**   **Schmerzstärke:**

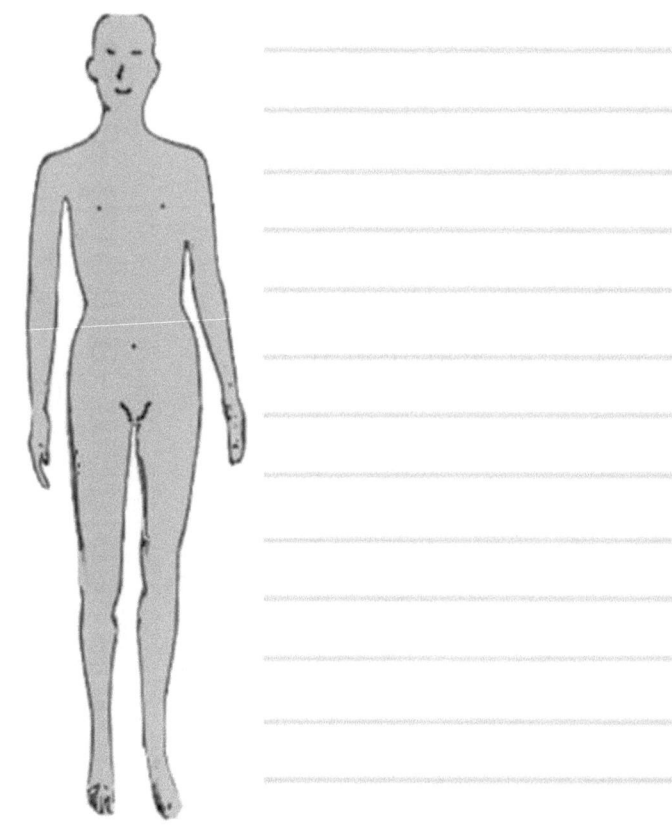

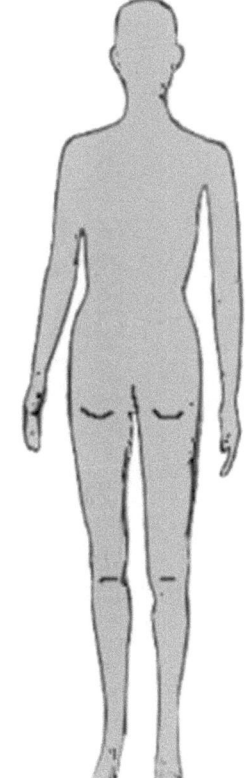

0 keine- **1** leichte- **2** mäßige- **3** **4** starke- **5** **6** sehr starke- **7** **8** stärkste- **9** **10** Schmerzen

Datum: **Uhrzeit und Schmerzdauer:** **Schmerzstärke:**

0 keine-
1 leichte-
2
3 mäßige-
4 starke-
5
6 sehr starke-
7
8 stärkste-
9
10 Schmerzen

Datum: **Uhrzeit und Schmerzdauer:**   **Schmerzstärke:**

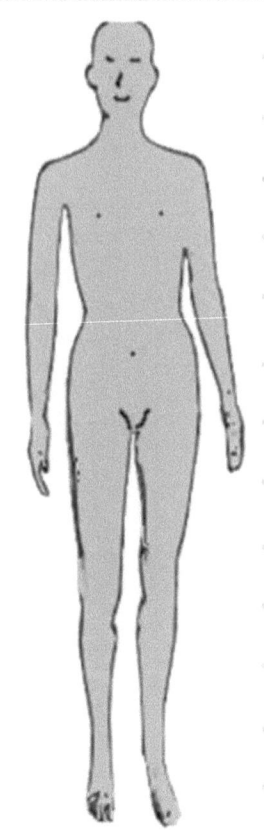

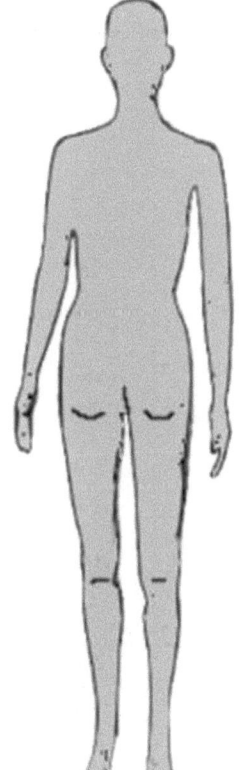

0 – keine
1
2 – leichte
3
4 – mäßige
5
6 – starke
7
8 – sehr starke
9 – stärkste
10 – Schmerzen

Datum: **Uhrzeit und Schmerzdauer:** **Schmerzstärke:**

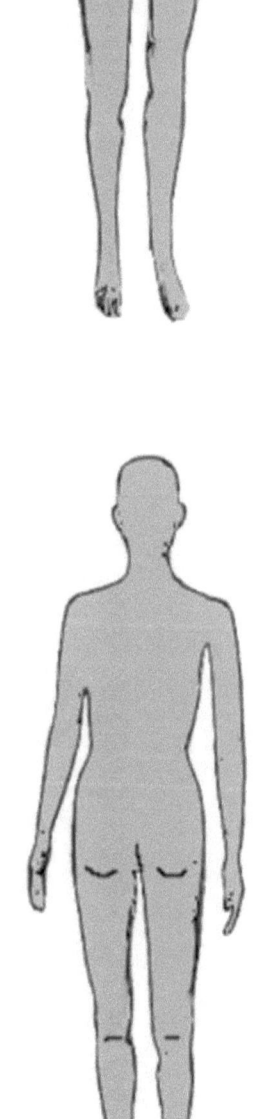

0 keine-
1 leichte-
2 mäßige-
3
4 starke-
5
6 sehr starke-
7
8 stärkste-
9
10 Schmerzen

Datum: **Uhrzeit und Schmerzdauer:** **Schmerzstärke:**

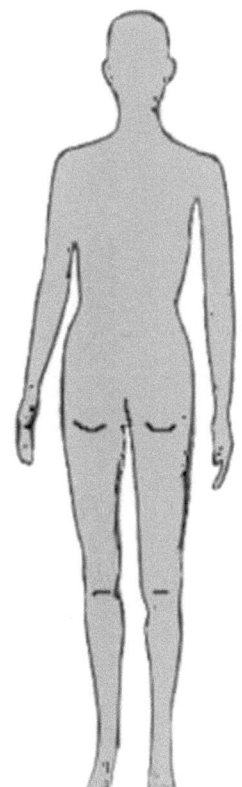

0 1 2 3 4 5 6 7 8 9 10

keine- leichte- mäßige- starke- sehr starke- stärkste- Schmerzen

Datum: **Uhrzeit und Schmerzdauer:** **Schmerzstärke:**

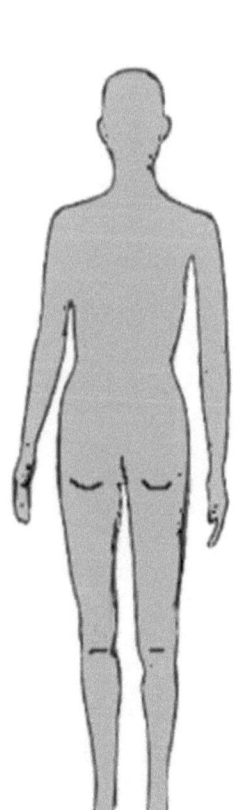

0 keine-
1 leichte-
2
3 mäßige-
4
5 starke-
6
7 sehr starke-
8
9 stärkste-
10 Schmerzen

Datum: **Uhrzeit und Schmerzdauer:**   **Schmerzstärke:**

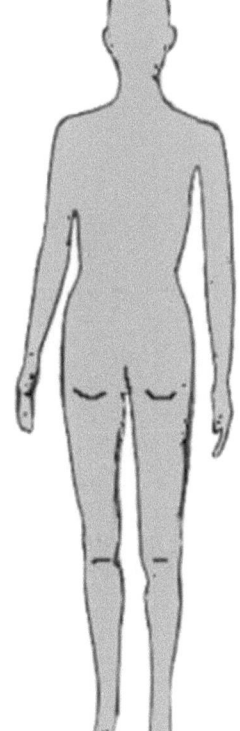

0 keine- **1 2** leichte- **3** mäßige- **4 5** starke- **6** sehr starke- **7 8** stärkste- **9 10** Schmerzen

Datum: **Uhrzeit und Schmerzdauer:** **Schmerzstärke:**

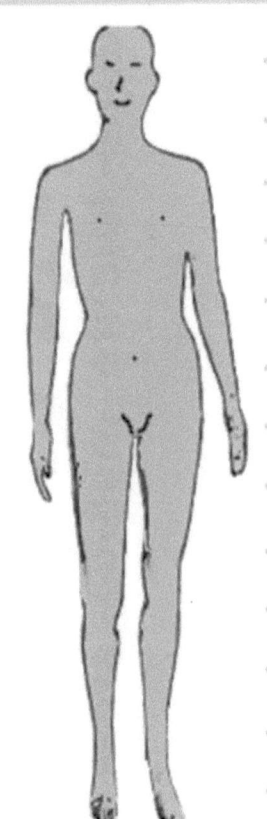

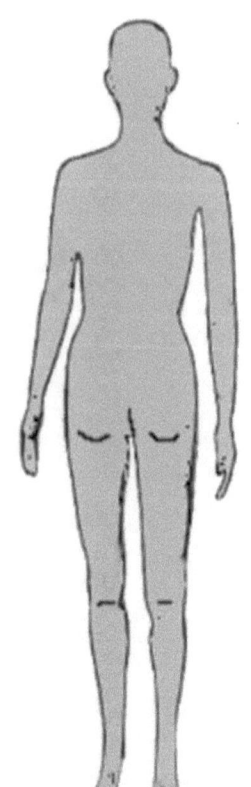

0 1 2 3 4 5 6 7 8 9 10

keine- leichte- mäßige- starke- sehr starke- stärkste- Schmerzen

Datum: **Uhrzeit und Schmerzdauer:** **Schmerzstärke:**

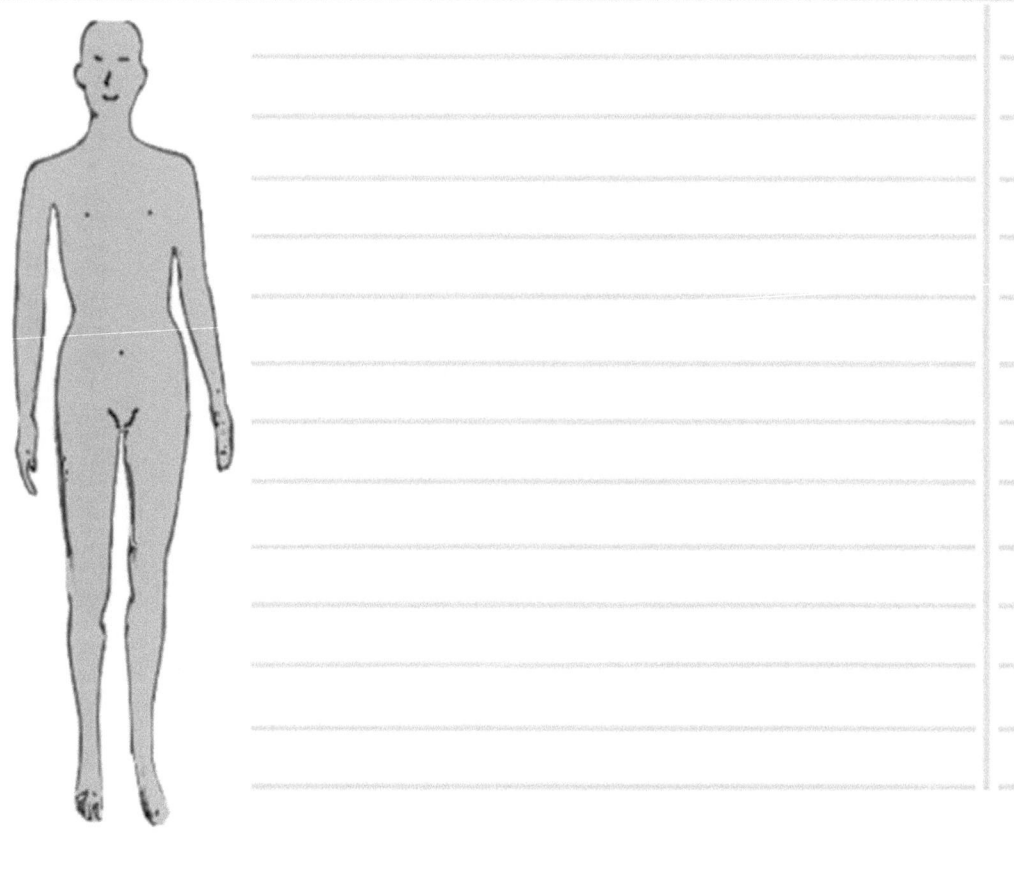
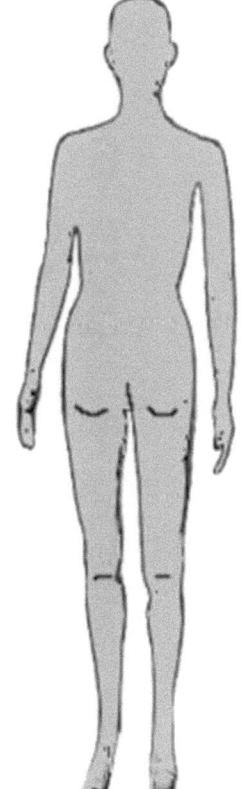

0 1 2 3 4 5 6 7 8 9 10

keine- leichte- mäßige- starke- sehr starke- stärkste- Schmerzen

Datum:	Uhrzeit und Schmerzdauer:	Schmerzstärke:

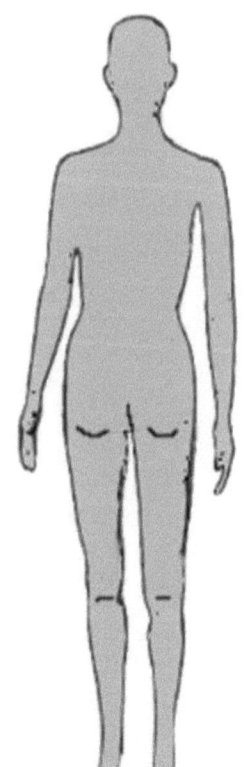

Schmerzstärke:
0 keine-
1
2 leichte-
3 mäßige-
4
5 starke-
6 sehr starke-
7
8 stärkste-
9
10 Schmerzen

Datum: **Uhrzeit und Schmerzdauer:**   **Schmerzstärke:**

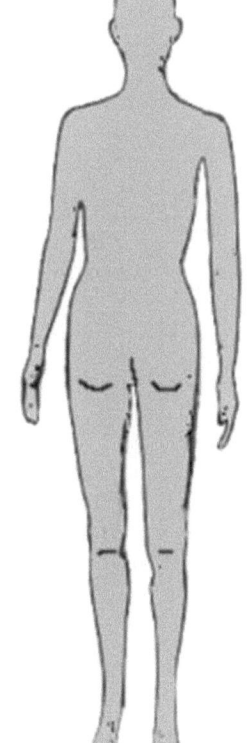

0 keine- **1** leichte- **2** **3** mäßige- **4** **5** starke- **6** **7** sehr starke- **8** **9** stärkste- **10** Schmerzen

Datum: **Uhrzeit und Schmerzdauer:** **Schmerzstärke:**

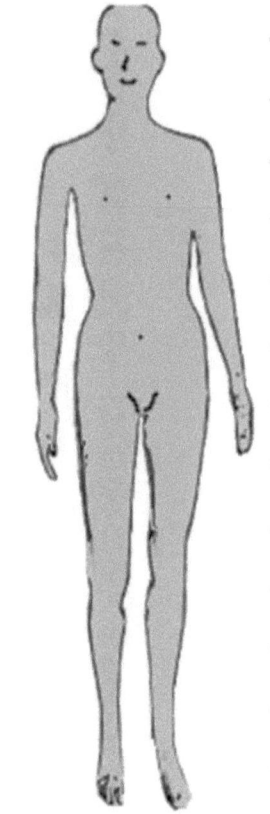
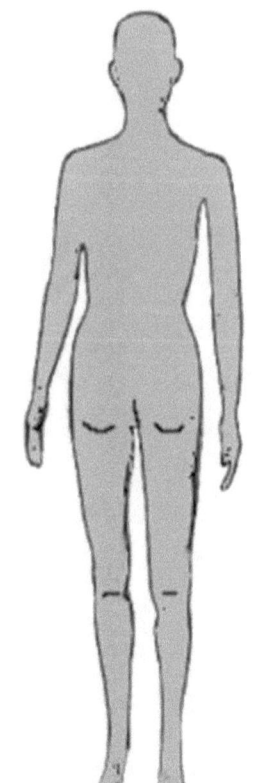
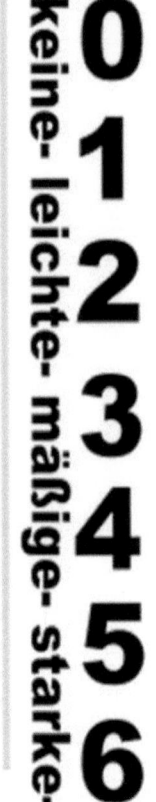

Datum: **Uhrzeit und Schmerzdauer:**   **Schmerzstärke:**

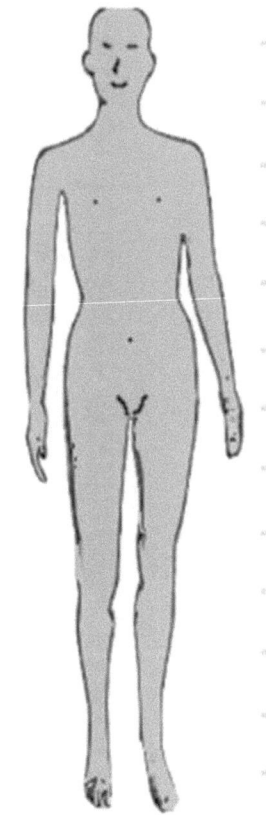

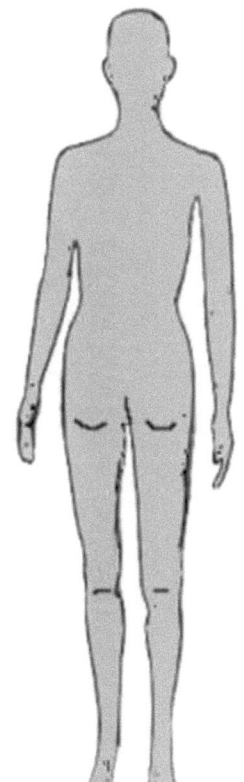

0 keine- 1 leichte- 2 mäßige- 3 4 starke- 5 6 sehr starke- 7 8 stärkste- 9 10 Schmerzen

| Datum: | Uhrzeit und Schmerzdauer: | Schmerzstärke: |

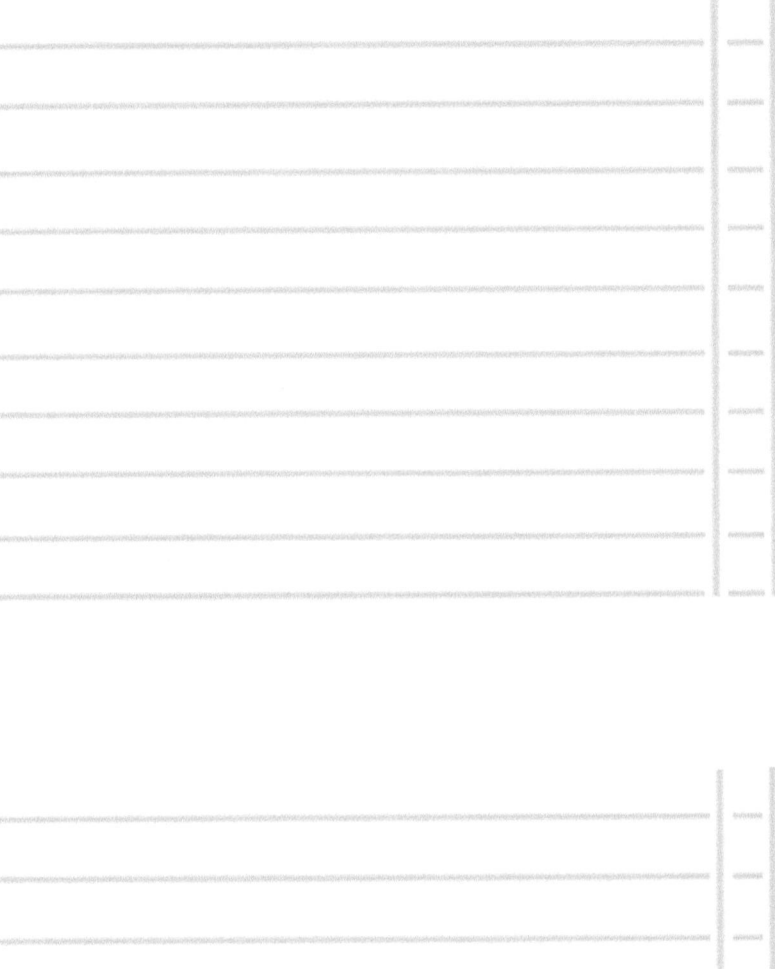

Datum: **Uhrzeit und Schmerzdauer:** **Schmerzstärke:**

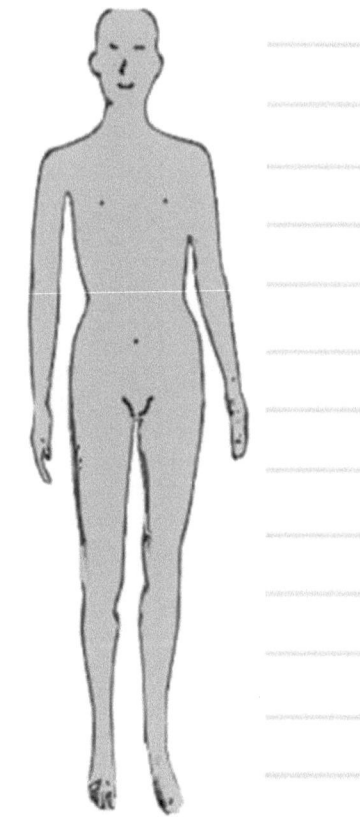

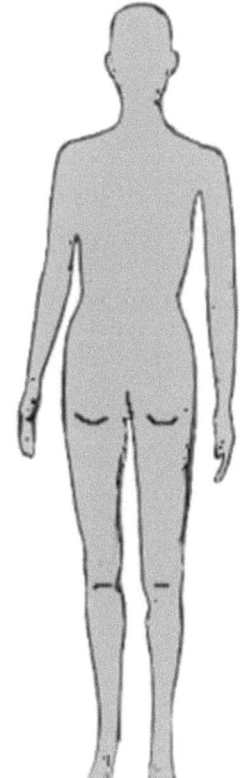

0 keine-
1 leichte-
2
3 mäßige-
4
5 starke-
6
7 sehr starke-
8
9 stärkste-
10 Schmerzen

Datum: **Uhrzeit und Schmerzdauer:** **Schmerzstärke:**

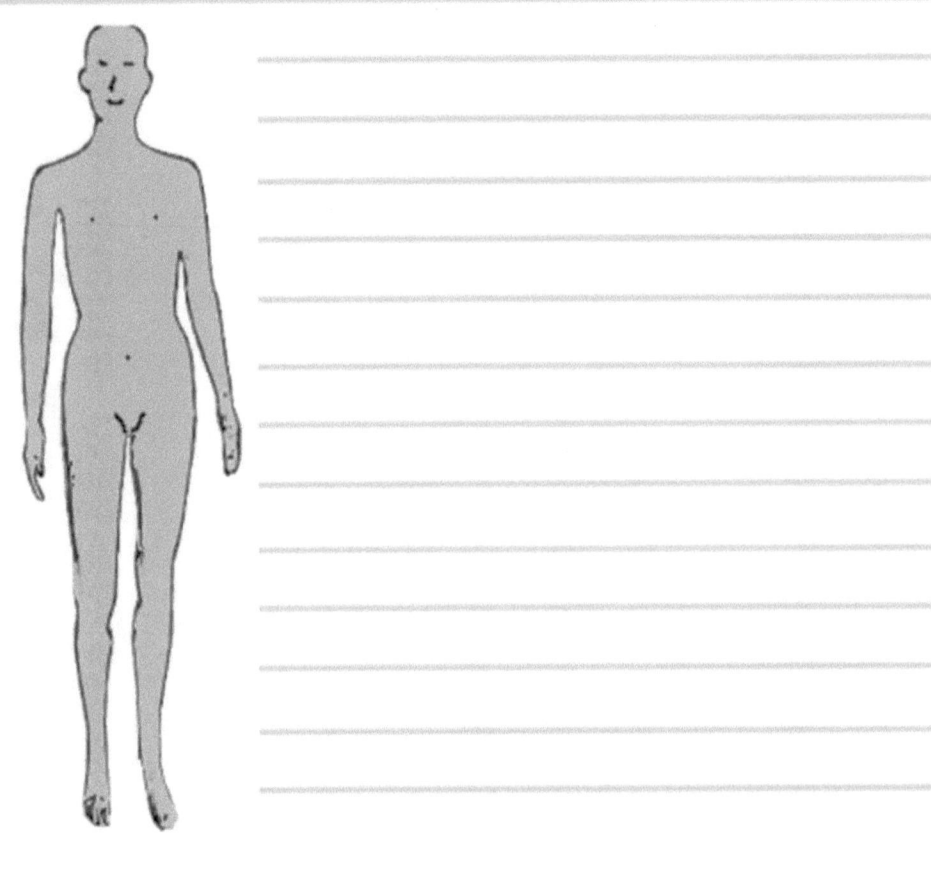

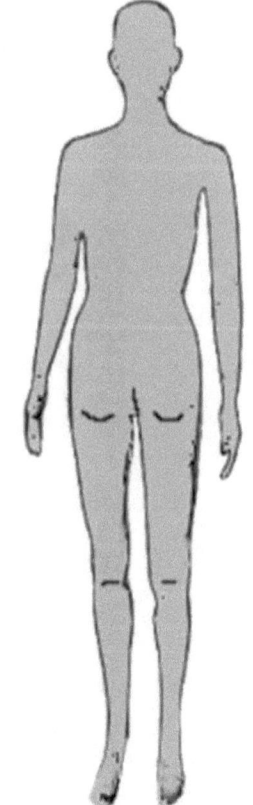

Datum: **Uhrzeit und Schmerzdauer:**   **Schmerzstärke:**

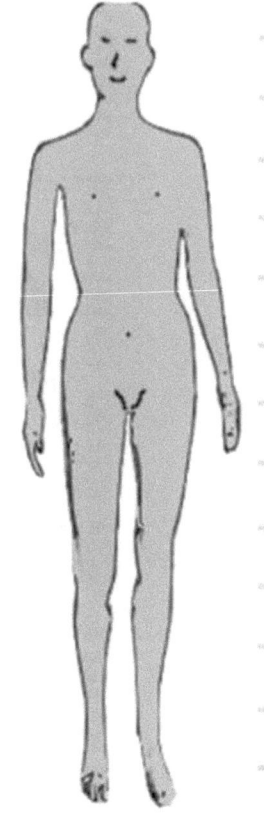

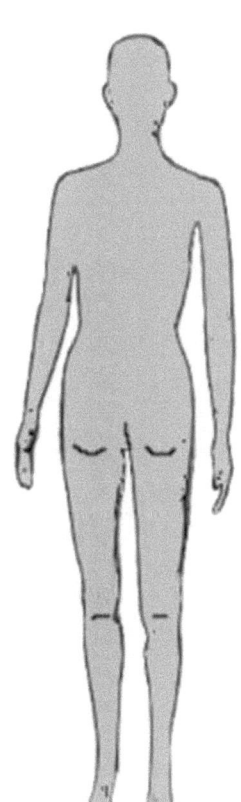

0 keine- **1** leichte- **2** **3** mäßige- **4** starke- **5** **6** sehr starke- **7** **8** stärkste- **9** **10** Schmerzen

| Datum: | Uhrzeit und Schmerzdauer: | Schmerzstärke: |

Schmerzstärke:
0 keine-
1 leichte-
2
3 mäßige-
4
5 starke-
6
7 sehr starke-
8
9 stärkste-
10 Schmerzen

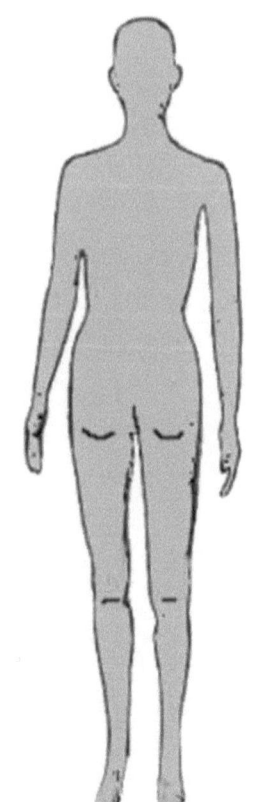

Datum: **Uhrzeit und Schmerzdauer:**   **Schmerzstärke:**

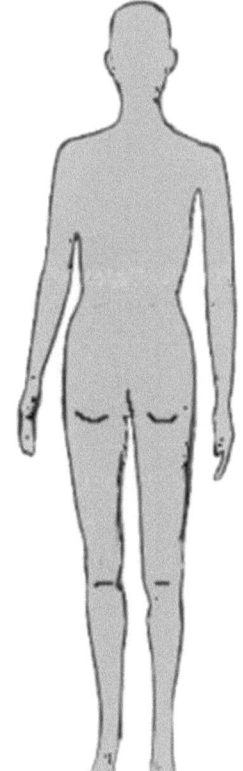

0 keine- **1 2** leichte- **3** mäßige- **4 5** starke- **6** sehr starke- **7 8** stärkste- **9 10** Schmerzen

Datum: **Uhrzeit und Schmerzdauer:** **Schmerzstärke:**

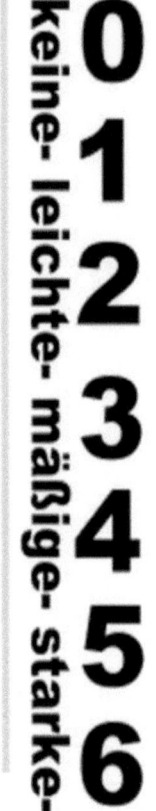

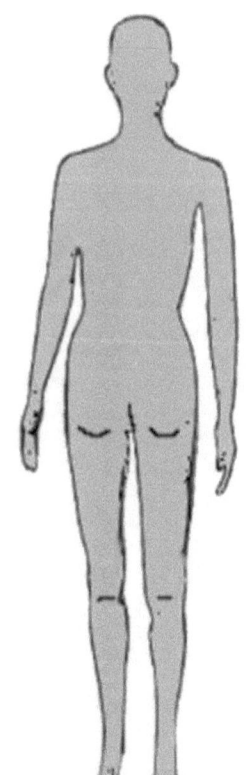

Datum: **Uhrzeit und Schmerzdauer:** **Schmerzstärke:**

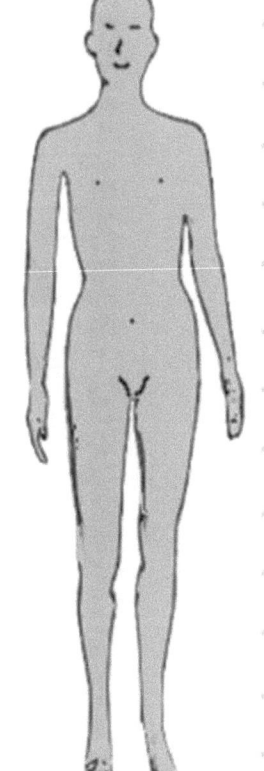

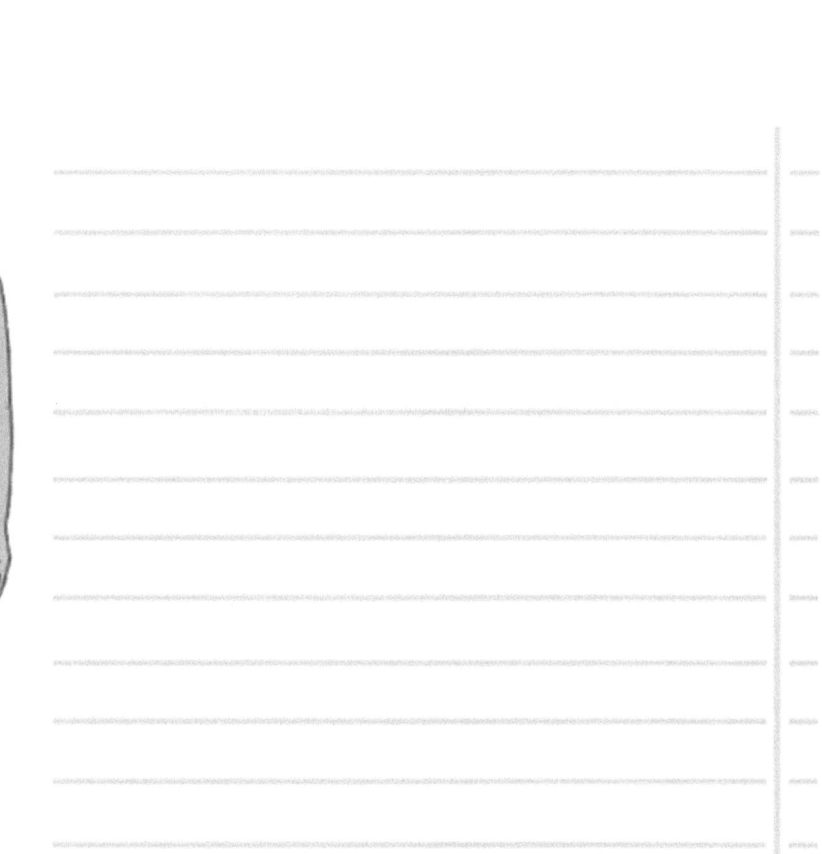

0 1 2 3 4 5 6 7 8 9 10

keine- leichte- mäßige- starke- sehr starke- stärkste- Schmerzen

| Datum: | Uhrzeit und Schmerzdauer: | Schmerzstärke: |

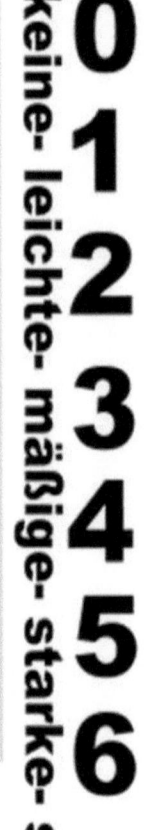

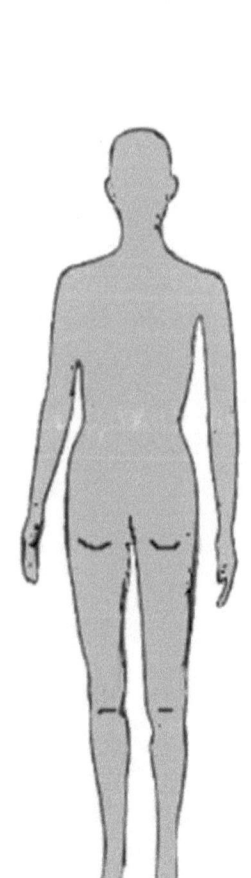

Schmerzstärke:
0 keine-
1 leichte-
2
3 mäßige-
4
5 starke-
6
7 sehr starke-
8
9 stärkste-
10 Schmerzen

Datum: **Uhrzeit und Schmerzdauer:**   **Schmerzstärke:**

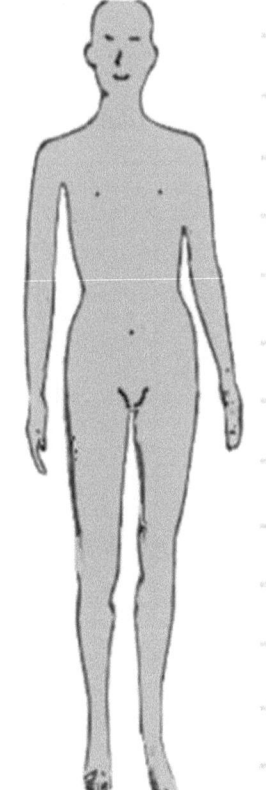

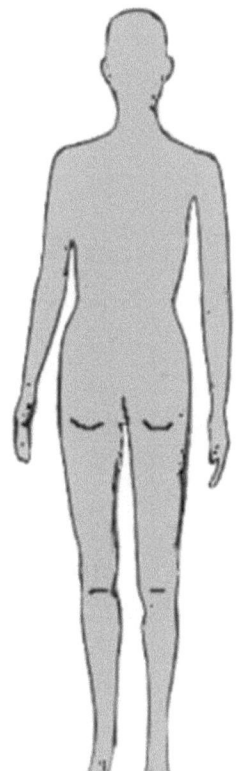

0 keine- **1** leichte- **2 3** mäßige- **4 5** starke- **6** sehr starke- **7 8** stärkste- **9 10** Schmerzen

Datum: **Uhrzeit und Schmerzdauer:** **Schmerzstärke:**

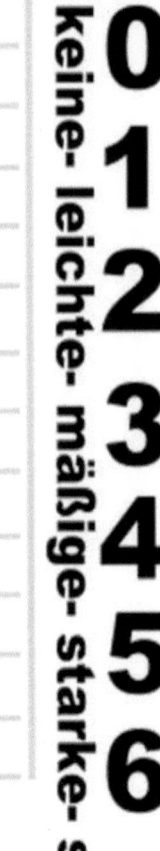

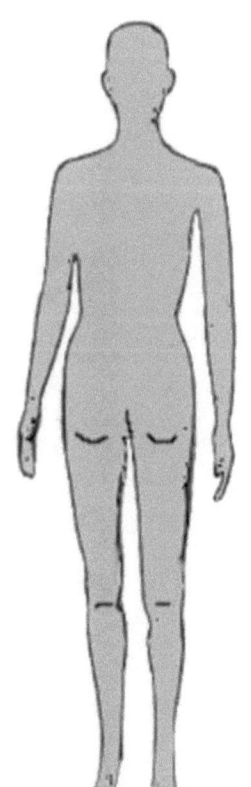

Datum: **Uhrzeit und Schmerzdauer:**   **Schmerzstärke:**

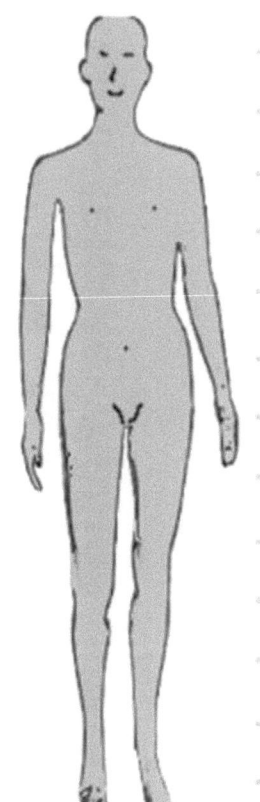

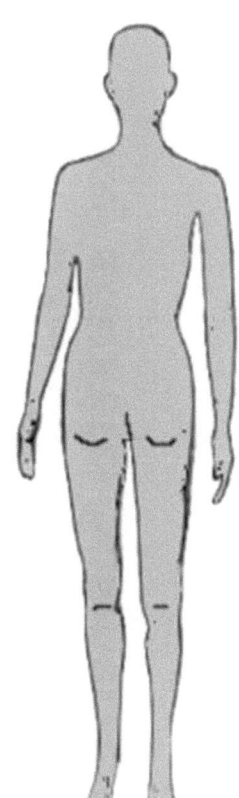

0 1 2 3 4 5 6 7 8 9 10

keine- leichte- mäßige- starke- sehr starke- stärkste- Schmerzen

| Datum: | Uhrzeit und Schmerzdauer: | Schmerzstärke: |

Schmerzstärke:
0 – keine-
1
2 – leichte-
3
4 – mäßige-
5 – starke-
6
7 – sehr starke-
8
9 – stärkste-
10 – Schmerzen

Datum: **Uhrzeit und Schmerzdauer:** **Schmerzstärke:**

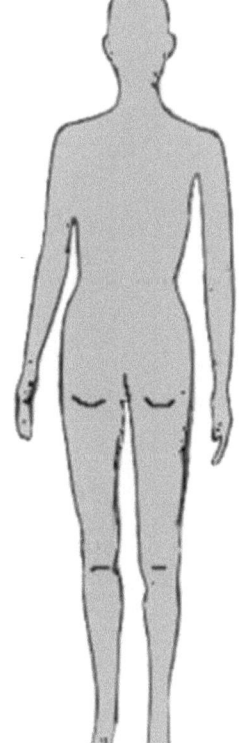

0 keine- **1** leichte- **2** **3** mäßige- **4** **5** starke- **6** **7** sehr starke- **8** **9** stärkste- **10** Schmerzen

Datum: **Uhrzeit und Schmerzdauer:** **Schmerzstärke:**

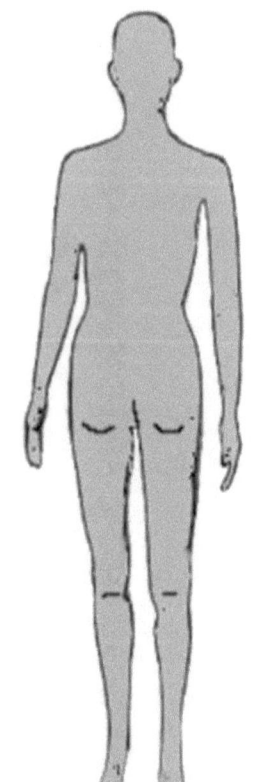
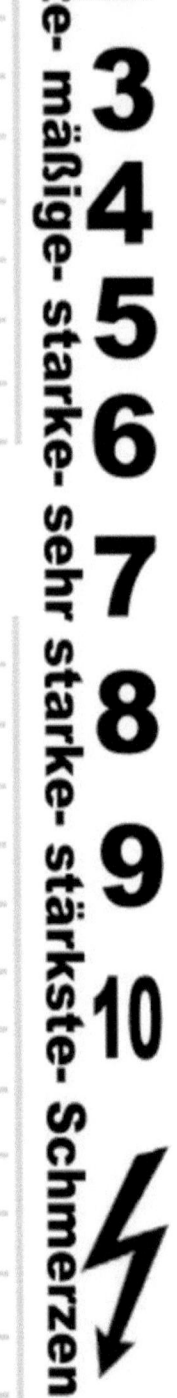

Datum: **Uhrzeit und Schmerzdauer:** **Schmerzstärke:**

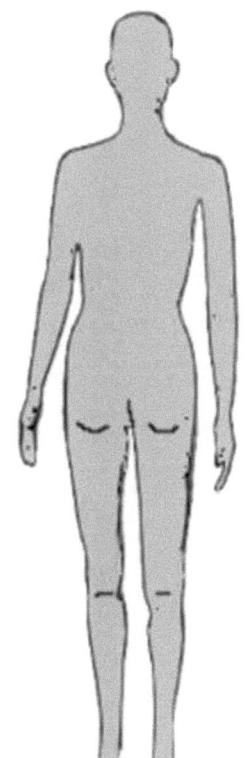

0 keine-
1 leichte-
2 mäßige-
3
4 starke-
5
6 sehr starke-
7
8 stärkste-
9
10 Schmerzen

Datum:	Uhrzeit und Schmerzdauer:	Schmerzstärke:

Schmerzstärke: 0 1 2 3 4 5 6 7 8 9 10

keine- leichte- mäßige- starke- sehr starke- stärkste- Schmerzen

Datum: **Uhrzeit und Schmerzdauer:**   **Schmerzstärke:**

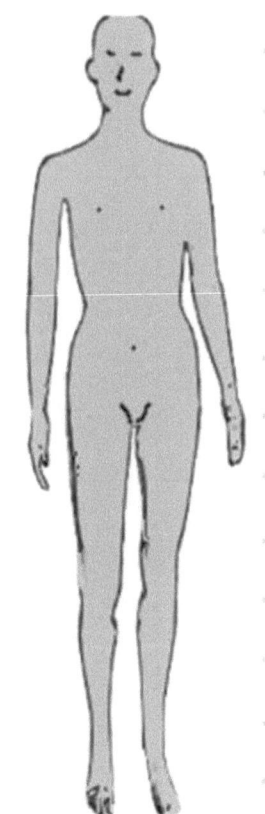

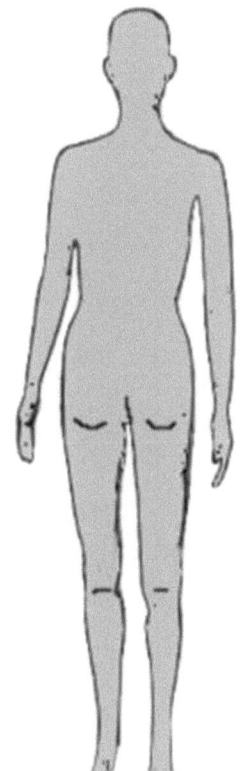

0 keine- **1 2** leichte- **3** mäßige- **4 5** starke- **6** sehr starke- **7 8** stärkste- **9 10** Schmerzen

| Datum: | Uhrzeit und Schmerzdauer: | Schmerzstärke: |

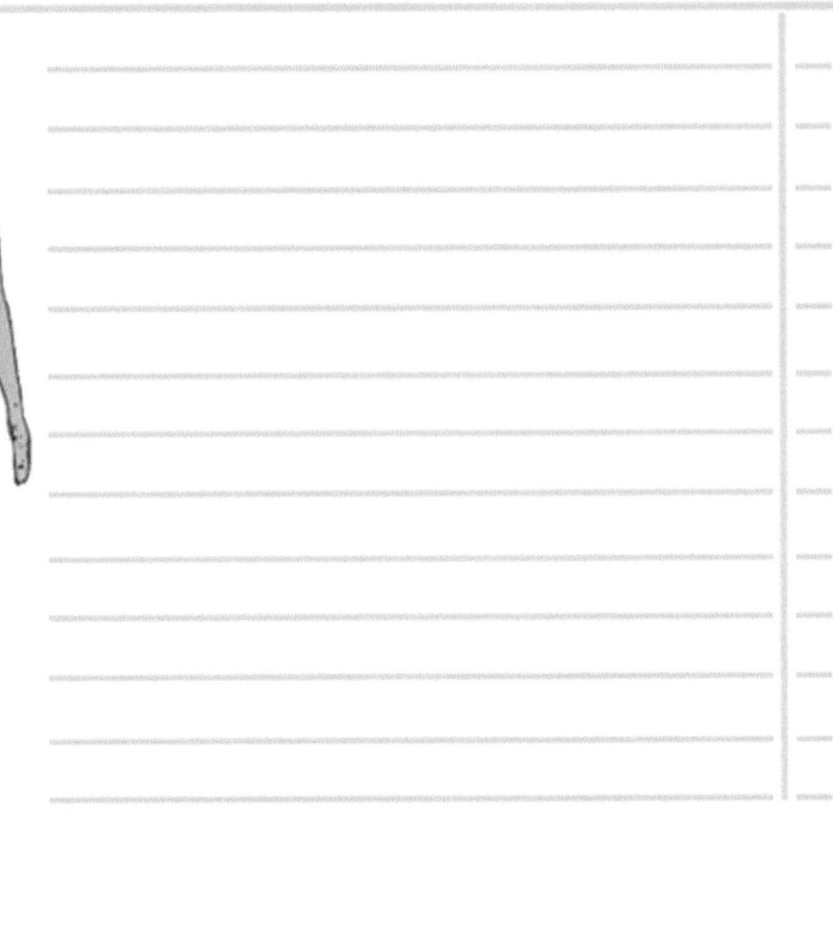

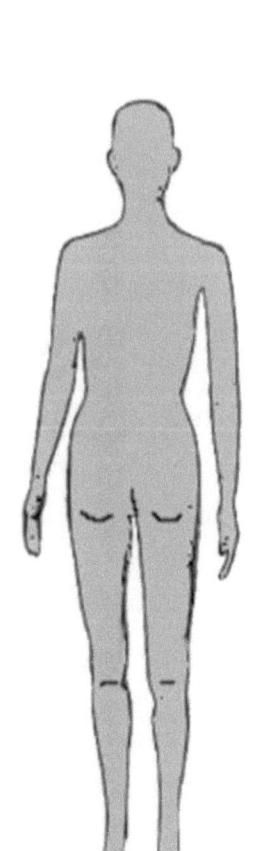

Datum: **Uhrzeit und Schmerzdauer:** **Schmerzstärke:**

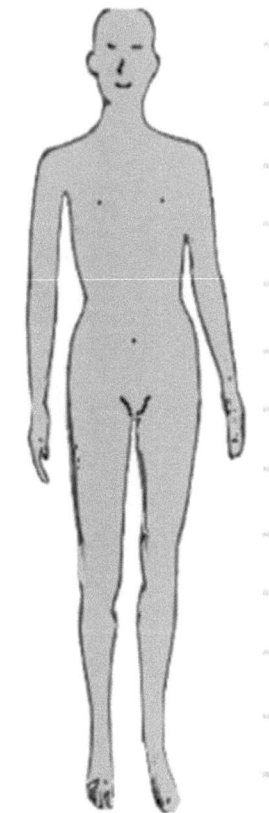

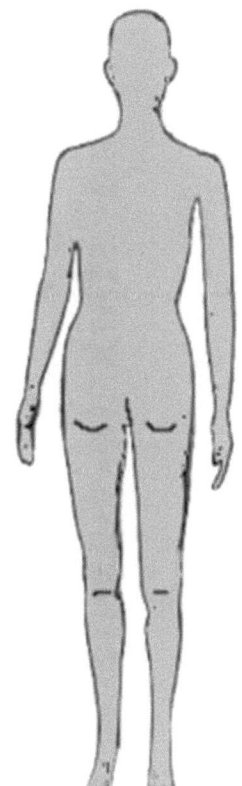

0 1 2 3 4 5 6 7 8 9 10

keine- leichte- mäßige- starke- sehr starke- stärkste- Schmerzen

Datum:	Uhrzeit und Schmerzdauer:	Schmerzstärke:

Schmerzstärke:
0 keine-
1 leichte-
2
3 mäßige-
4
5 starke-
6
7 sehr starke-
8
9 stärkste-
10 Schmerzen

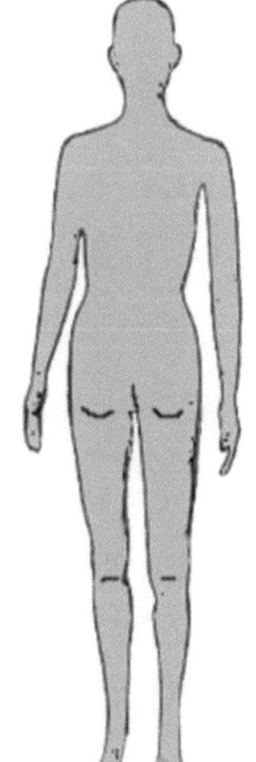

Datum: **Uhrzeit und Schmerzdauer:** **Schmerzstärke:**

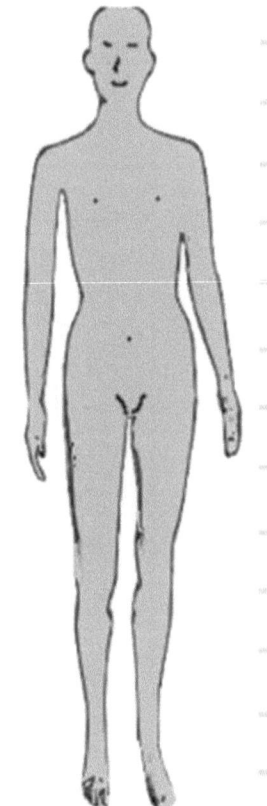

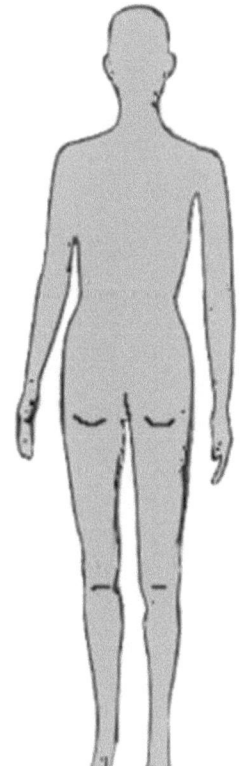

0 1 2 3 4 5 6 7 8 9 10

keine- leichte- mäßige- starke- sehr starke- stärkste- Schmerzen

Datum: **Uhrzeit und Schmerzdauer:**   **Schmerzstärke:**

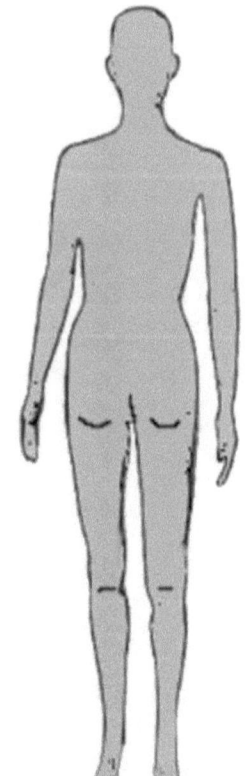

0 keine-
1 leichte-
2 mäßige-
3
4 starke-
5
6 sehr starke-
7
8 stärkste-
9
10 Schmerzen

Datum: **Uhrzeit und Schmerzdauer:** **Schmerzstärke:**

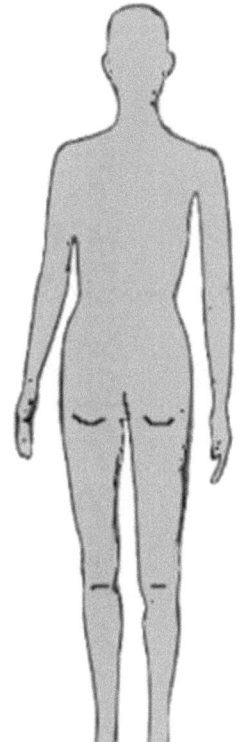

0 keine-
1 leichte-
2
3 mäßige-
4 starke-
5
6 sehr starke-
7
8 stärkste-
9
10 Schmerzen ⚡

Datum: **Uhrzeit und Schmerzdauer:** **Schmerzstärke:**

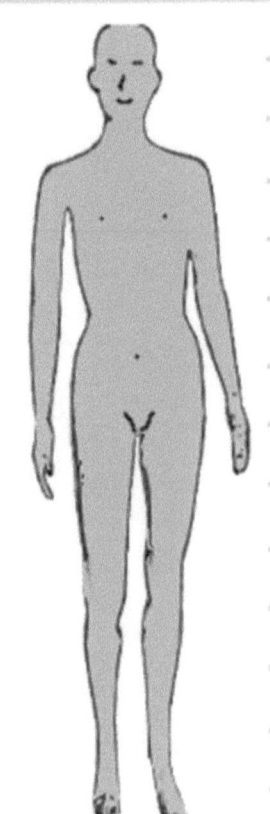
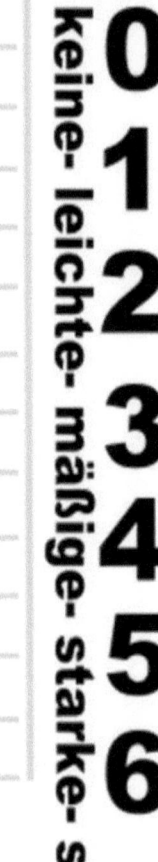

0 keine-
1 leichte-
2 mäßige-
3 starke-
4 sehr starke-
5 stärkste-
6 Schmerzen
7
8
9
10

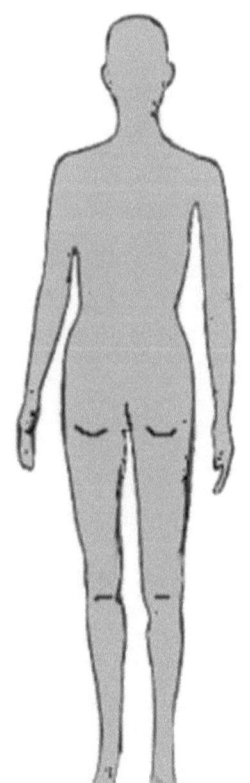
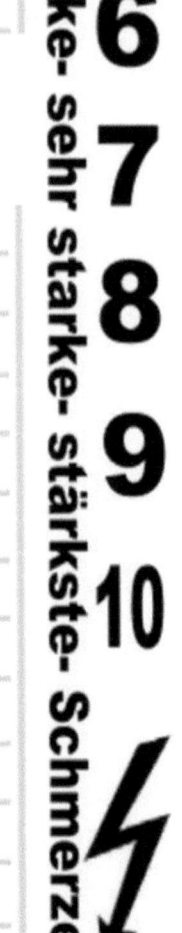

Datum: **Uhrzeit und Schmerzdauer:**   **Schmerzstärke:**

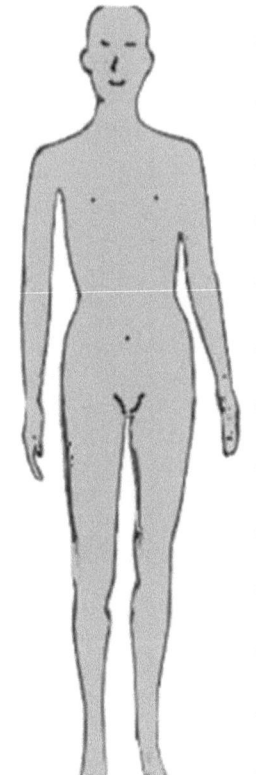

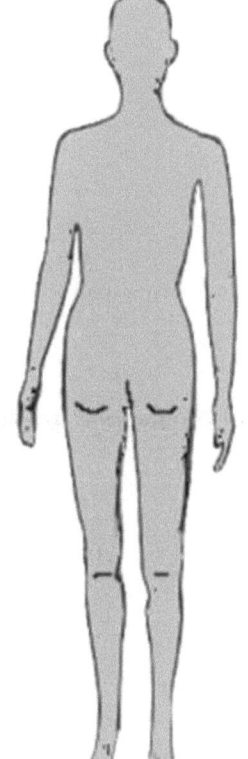

0 keine- **1** leichte- **2** **3** mäßige- **4** **5** starke- **6** **7** sehr starke- **8** **9** stärkste- **10** Schmerzen

Datum: **Uhrzeit und Schmerzdauer:** **Schmerzstärke:**

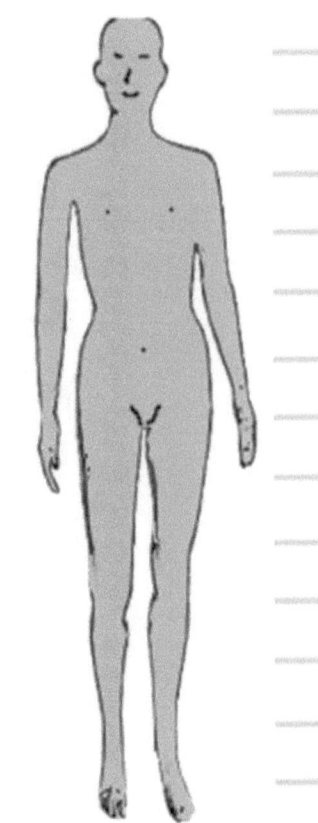

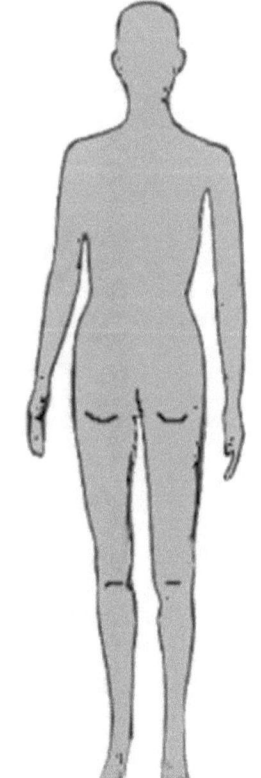

0 keine- **1 2** leichte- **3** mäßige- **4 5** starke- **6** sehr starke- **7 8** stärkste- **9 10** Schmerzen

Datum: **Uhrzeit und Schmerzdauer:** **Schmerzstärke:**

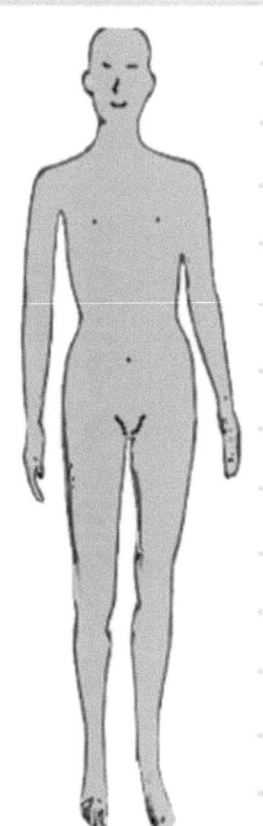

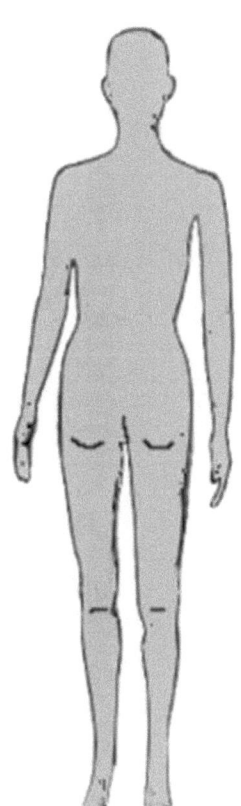

0 1 2 3 4 5 6 7 8 9 10

keine- leichte- mäßige- starke- sehr starke- stärkste- Schmerzen

| Datum: | Uhrzeit und Schmerzdauer: | Schmerzstärke: |

0 keine-
1 leichte-
2 mäßige-
3
4 starke-
5
6 sehr starke-
7
8 stärkste-
9
10 stärkste- Schmerzen

Datum: **Uhrzeit und Schmerzdauer:**   **Schmerzstärke:**

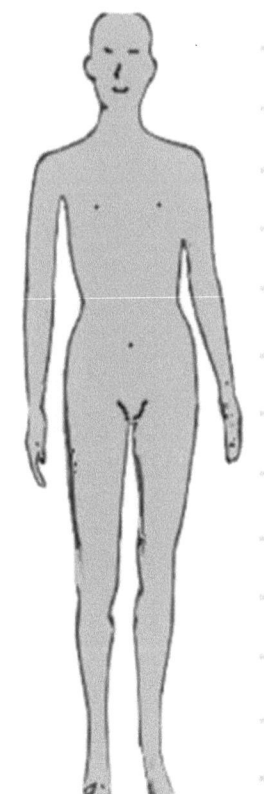

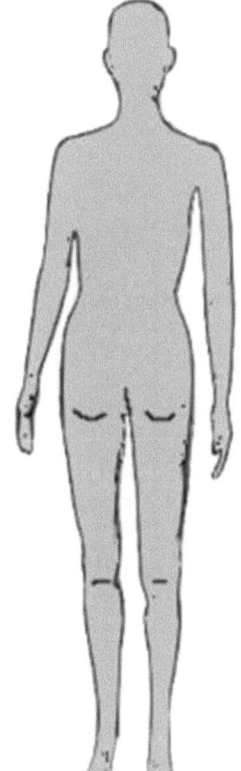

0 keine- **1** leichte- **2 3** mäßige- **4 5** starke- **6** sehr starke- **7 8** stärkste- **9 10** Schmerzen

Datum: **Uhrzeit und Schmerzdauer:** **Schmerzstärke:**

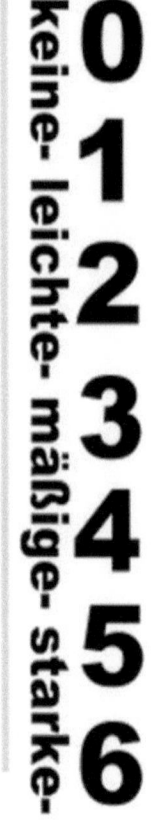

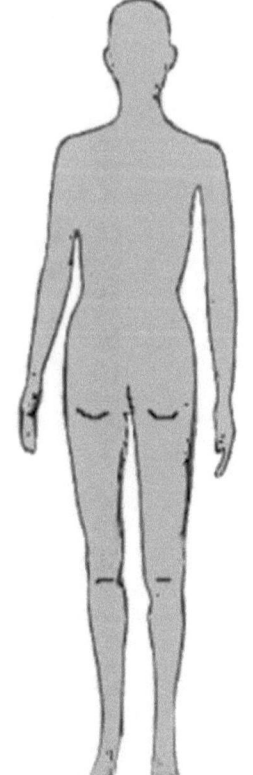

Datum: **Uhrzeit und Schmerzdauer:** **Schmerzstärke:**

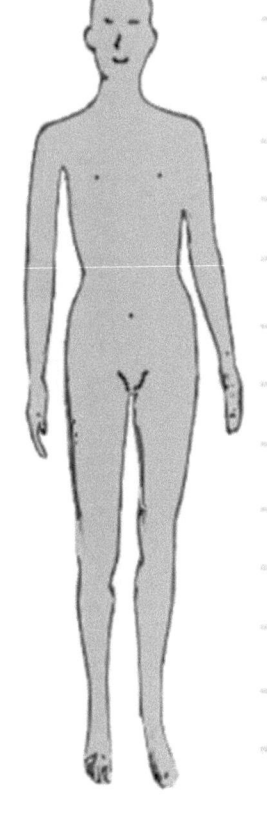

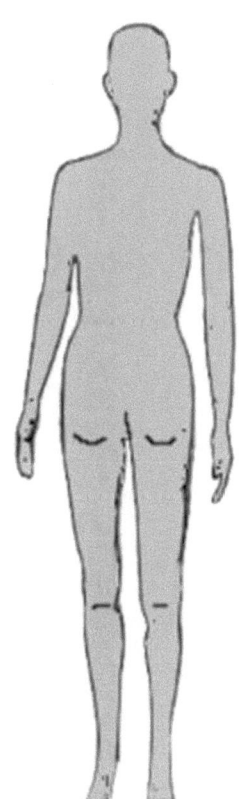

0 keine-
1
2 leichte-
3
4 mäßige-
5
6 starke-
7
8 sehr starke-
9 stärkste-
10 Schmerzen ⚡

Datum: **Uhrzeit und Schmerzdauer:**   **Schmerzstärke:**

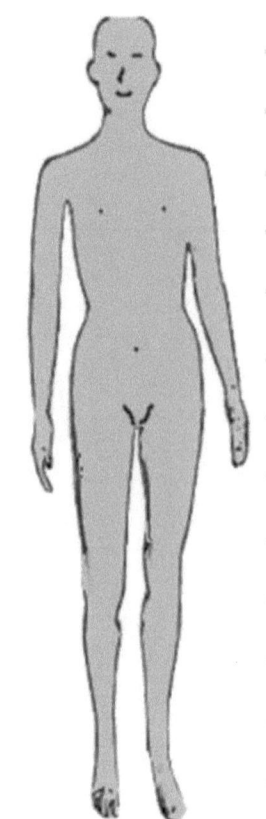

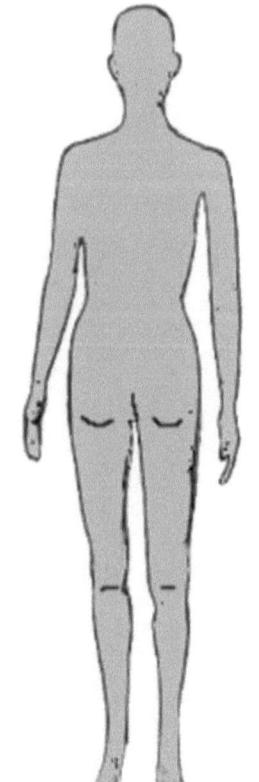

0 keine- **1** leichte- **2** **3** mäßige- **4** **5** starke- **6** **7** sehr starke- **8** **9** stärkste- **10** Schmerzen

Datum: **Uhrzeit und Schmerzdauer:**   **Schmerzstärke:**

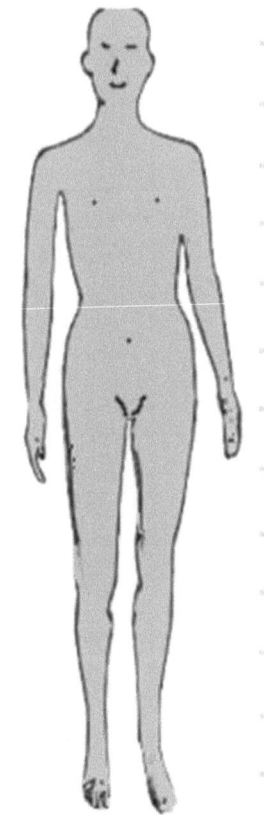

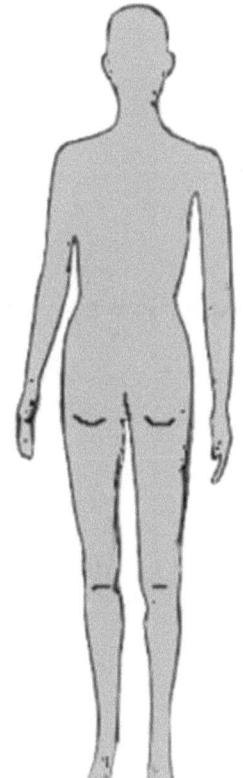

0 keine- **1 2** leichte- **3** mäßige- **4 5** starke- **6** sehr starke- **7 8** stärkste- **9 10** Schmerzen

Datum: **Uhrzeit und Schmerzdauer:** **Schmerzstärke:**

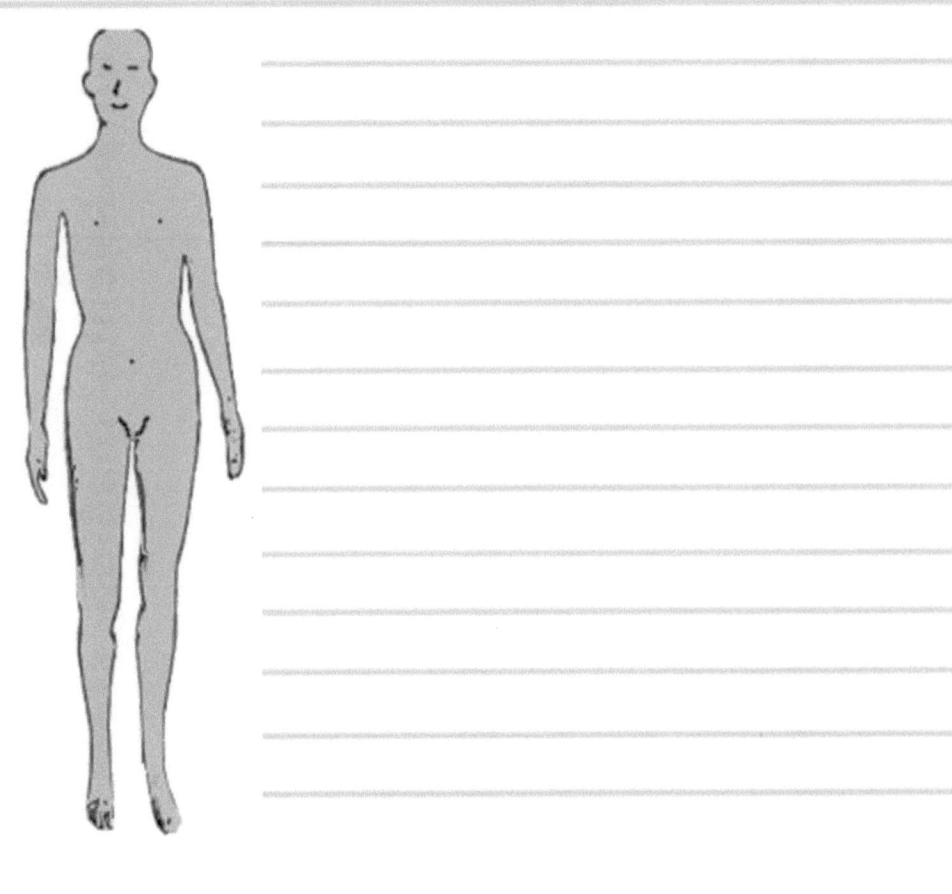

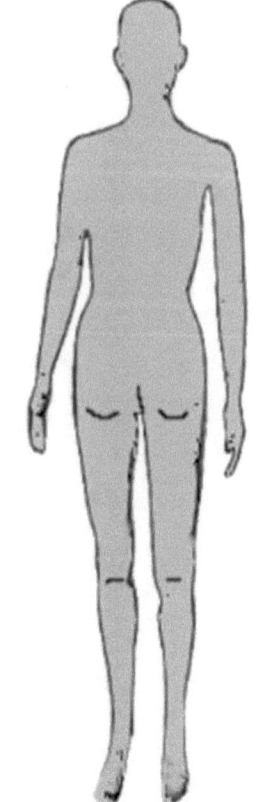

0 keine- 1 leichte- 2 3 mäßige- 4 5 starke- 6 7 sehr starke- 8 9 stärkste- 10 Schmerzen

Datum: **Uhrzeit und Schmerzdauer:**   **Schmerzstärke:**

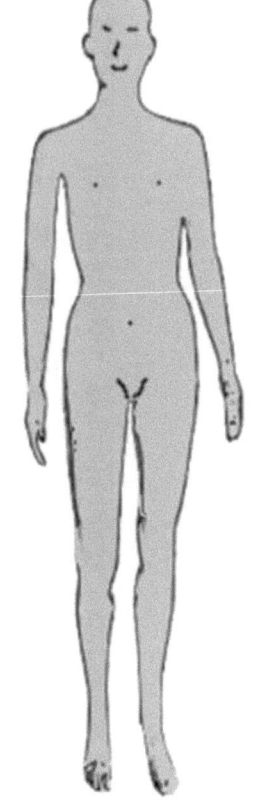

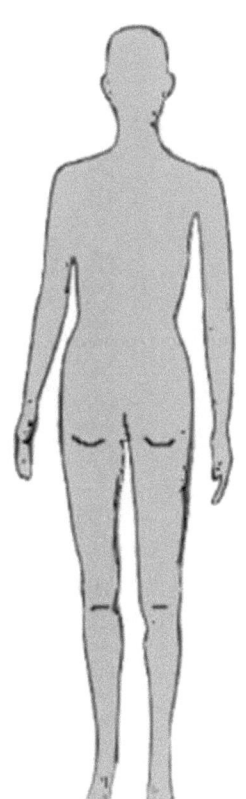

keine- leichte- mäßige- starke- sehr starke- stärkste- Schmerzen

0 1 2 3 4 5 6 7 8 9 10

Datum: **Uhrzeit und Schmerzdauer:**   **Schmerzstärke:**

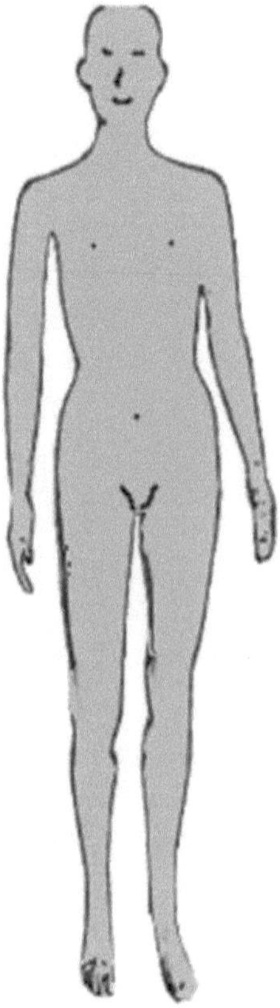

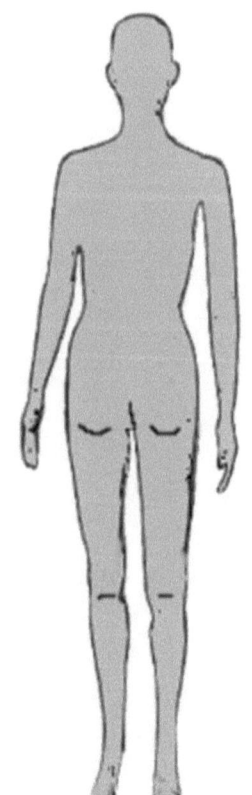

0 keine-
1 leichte-
2 mäßige-
3 starke-
4
5 sehr starke-
6
7 stärkste-
8
9 Schmerzen
10

Datum: **Uhrzeit und Schmerzdauer:** **Schmerzstärke:**

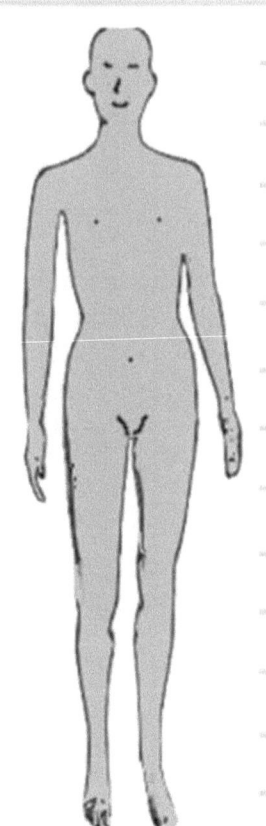

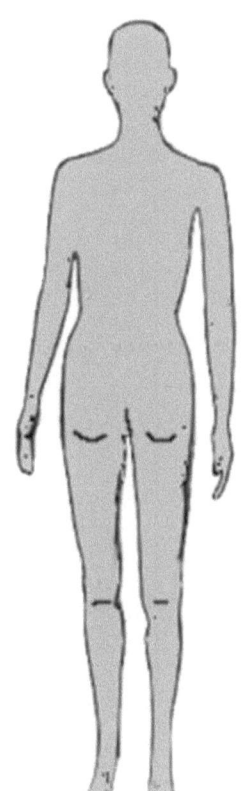

0 keine- **1** **2** leichte- **3** **4** mäßige- **5** starke- **6** **7** sehr starke- **8** stärkste- **9** **10** Schmerzen ⚡

Datum: **Uhrzeit und Schmerzdauer:** **Schmerzstärke:**

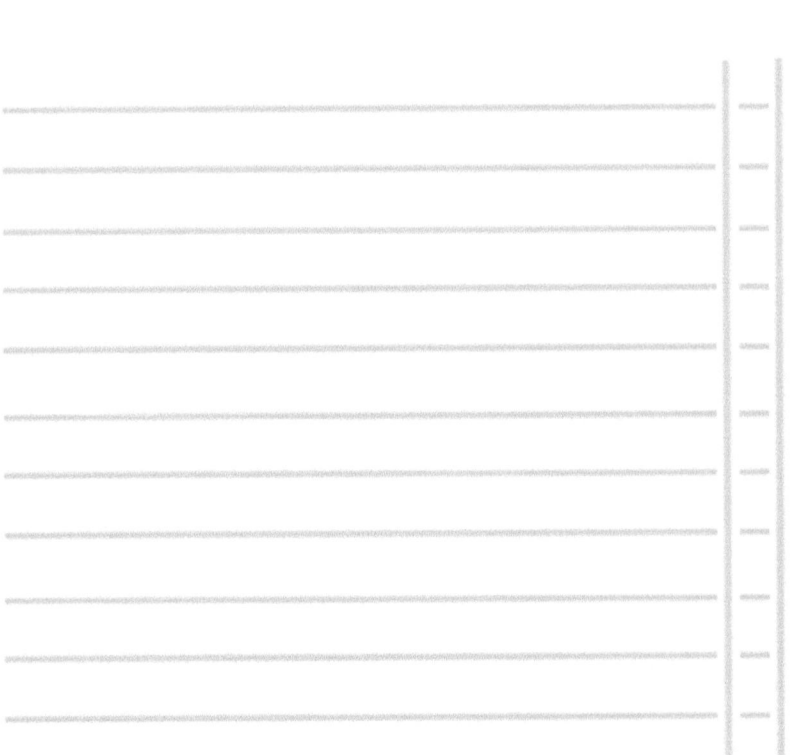

0 keine- **1** leichte- **2** **3** mäßige- **4** **5** starke- **6** sehr starke- **7** **8** stärkste- **9** **10** Schmerzen

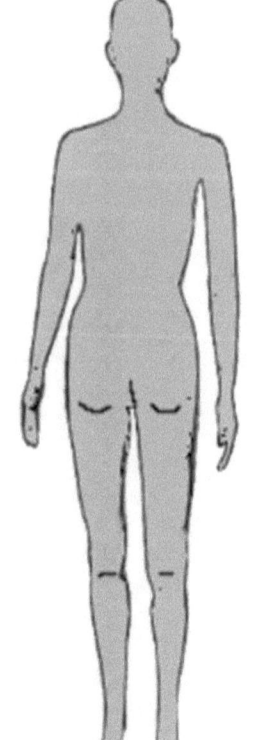

Datum: **Uhrzeit und Schmerzdauer:** **Schmerzstärke:**

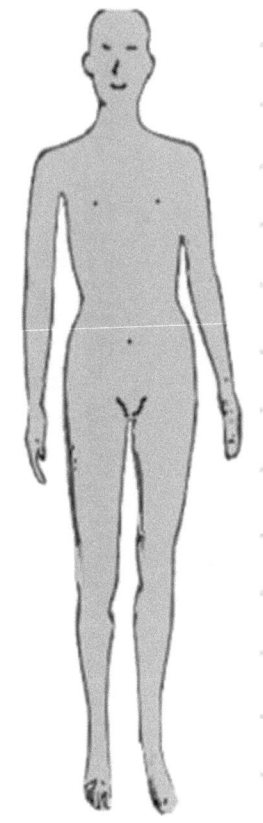
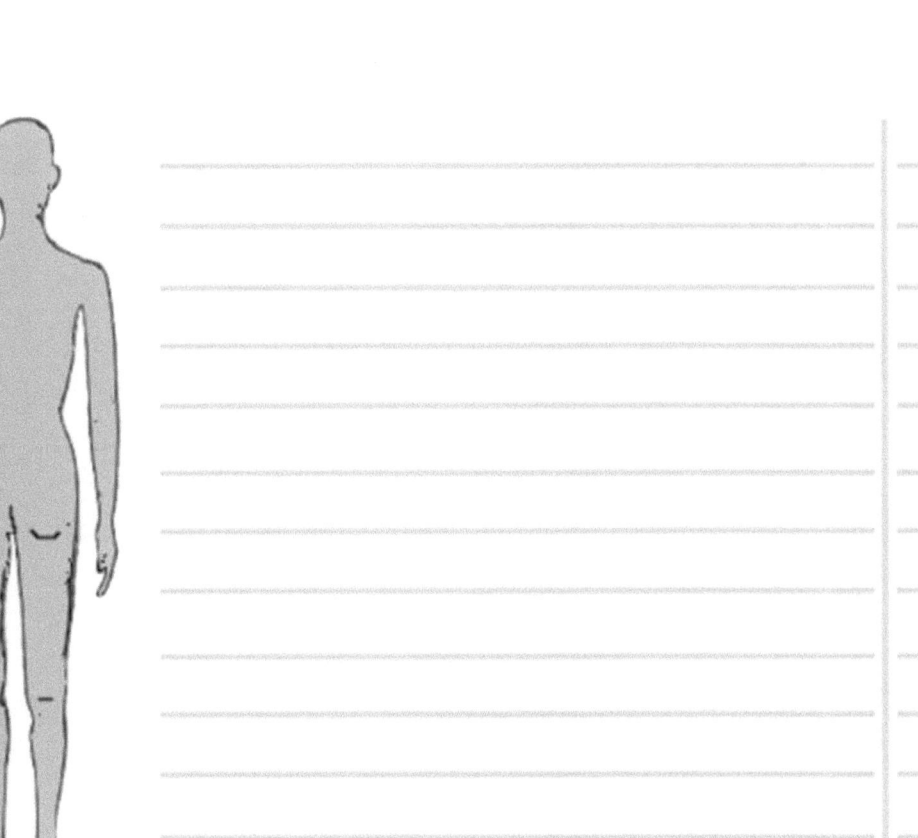

0 keine-
1 leichte-
2
3 mäßige-
4
5 starke-
6
7 sehr starke-
8
9 stärkste-
10 Schmerzen

Datum: **Uhrzeit und Schmerzdauer:** **Schmerzstärke:**

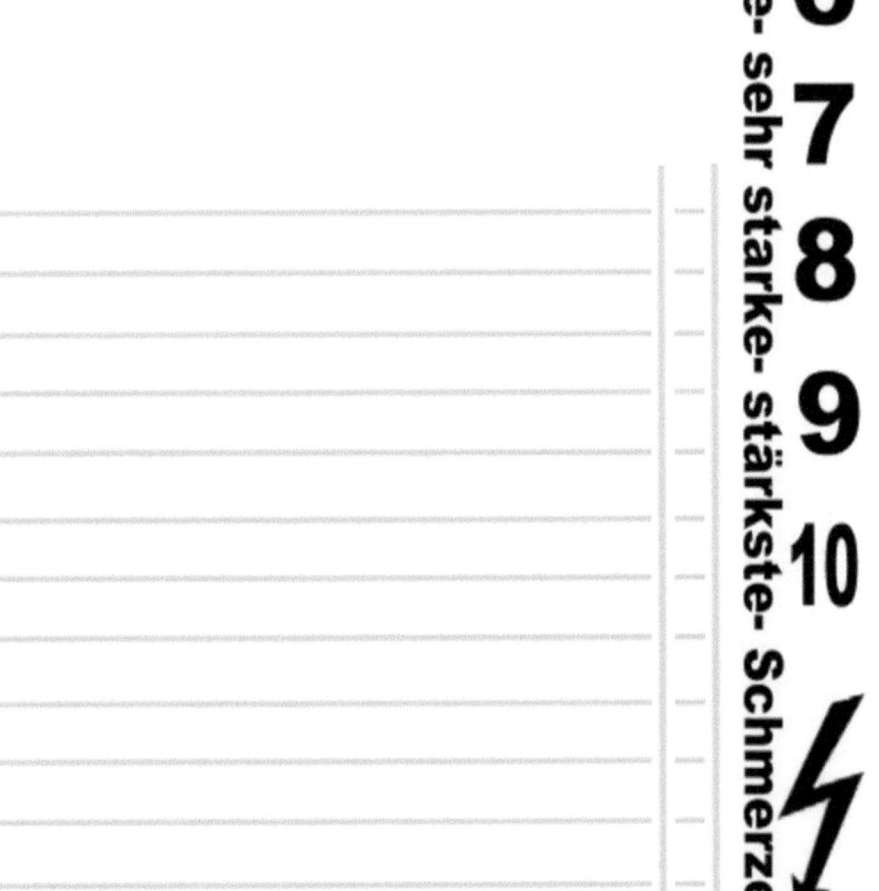

keine- leichte- mäßige- starke- sehr starke- stärkste- Schmerzen

0 1 2 3 4 5 6 7 8 9 10